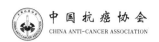

中国抗癌协会
CHINA ANTI-CANCER ASSOCIATION

神经保护

中国肿瘤整合诊治技术指南（CACA）

CACA TECHNICAL GUIDELINES FOR HOLISTIC INTEGRATIVE MANAGEMENT OF CANCER

2023

丛书主编：樊代明

主　　编：万经海　王晓光

U0244932

天津出版传媒集团

天津科学技术出版社

图书在版编目(CIP)数据

神经保护 / 万经海, 王晓光主编. -- 天津 : 天津
科学技术出版社, 2023.2
("中国肿瘤整合诊治技术指南(CACA)"丛书 /
樊代明主编)
ISBN 978-7-5742-0845-2

Ⅰ.①神… Ⅱ.①万… ②王… Ⅲ.①肿瘤-诊疗②
中枢神经系统疾病-防治 Ⅳ.①R73②R741

中国国家版本馆CIP数据核字(2023)第032021号

神经保护

SHENJING BAOHU

策划编辑：方　艳

责任编辑：胡艳杰

责任印制：兰　毅

出　　版：天津出版传媒集团
　　　　　天津科学技术出版社

地　　址：天津市西康路35号

邮　　编：300051

电　　话：(022)23332695

网　　址：www.tjkjcbs.com.cn

发　　行：新华书店经销

印　　刷：天津中图印刷科技有限公司

开本 787×1092　1/32　印张 6.375　字数 90 000
2023年2月第1版第1次印刷
定价：72.00元

编委会

丛书主编

樊代明

主　编

万经海　王晓光

副主编（以姓氏拼音为序）

曹依群　牟永告　陶荣杰　吴安华

编　委（以姓氏拼音为序）

包义君	陈圣根	陈世文	程怀东	出良钊	初君盛
戴晓芳	邓国军	邓万凯	丁新民	董　方	董凤菊
顾英豪	郭海涛	郭建忠	韩国强	洪新雨	华　磊
黄垂学	黄　琴	黄忻涛	季　晶	蒋　磊	金　勋
阚志生	李东海	李国文	李国元	李建峰	李　鹏
李　强	李少一	李世辉	李守巍	李文辉	李　艺
李臻琰	李忠东	梁　静	梁　鹏	刘　博	刘凤强
刘桂红	刘　颉	刘秋华	刘　群	刘晓民	刘　艳
刘艳辉	刘雨桃	吕中华	马　辉	马　力	马　莉
莫立根	欧　丹	蒲　军	邱晓光	赛　克	宋少军
孙才兴	孙国柱	谭　可	唐纯海	唐　涛	佟　静
万大海	汪　洋	王成伟	王春辉	王嘉炜	王　林
王若峥	王　嵩	王知非	尉辉杰	吴赞艺	夏海成

夏　亮　　肖　瑾　　肖顺武　　杨海峰　　杨　宏　　杨　堃
杨怡萍　　杨治花　　姚凯华　　岳君秋　　曾而明　　曾　辉
曾江正　　张桂莲　　张　慧　　张金男　　张瑞剑　　张向阳
张学斌　　张　烨　　赵　兵　　赵静霞　　钟春龙　　周　杰
周开甲

编委会秘书

王嘉炜

执　笔（以姓氏拼音为序）

陈莲珍　　何　洁　　惠　珂　　李忠东　　孟肖利　　钱海鹏
孙　强　　田　申　　万经海　　王嘉炜　　王根柱　　肖　瑾
苑　青　　张　烨　　赵　兵

目录 Contents

第一章

概述

一、神经系统结构与功能

（一）神经系统基本结构

神经系统结构和功能的基本单位是神经元，即神经细胞，由胞体、树突、轴突构成。胞体内有细胞核和细胞器。细胞体位于脑、脊髓和神经节中，细胞突起延伸至全身各器官和组织。树突形状似分叉众多的树枝状突起，接受来自许多其他细胞的信号输入。轴突为细胞的信号输出端，由髓鞘包裹，称为神经纤维。在中枢神经系统内鞘状结构由少突胶质细胞构成，在周围神经系统的鞘状结构则由神经膜细胞（也称施万细胞）构成。神经纤维末端细小分支叫神经末梢。神经元间联系方式互相接触，称为突触。通常是一个神经元轴突与另一个神经元树突或胞体借突触发生机能联系，神经冲动由一神经元通过突触传递到另一神经元。神经元周围填充神经胶质细胞，数目是神经元的10~50倍，对神经元起支持、绝缘、营养和保护等作用，并参与构成血脑屏障。

神经系统分中枢和周围神经系统。中枢神经系统包括脑和脊髓。脑是人的高级中枢，生命机能的主要调节器，由端脑（大脑）、间脑、脑干和小脑组成。脑干包括中脑、脑桥和延髓，其内分布很多由神经细胞集中而成的神经核，并有大量上、下行神经纤维束通过，连接大脑、小脑和脊髓，在形态和功能上把中枢神经各部联系为整体。脑干向下延续到椎管内形成脊髓。脊髓上端在枕骨大孔处与延髓相连；下端呈圆锥状，称脊髓圆锥。周围神经系统由核周体和神经纤维构成的神经干、神经丛、神经节及神经终末装置等组成，分为脑神经、脊神经和自主神经，分别同脑和脊髓连接，功能是将外周感受器和中枢神经系统连起来，收集感受器反馈并传达中枢神经指令。脑神经与脑相连，共12对，包括嗅神经、视神经、动眼神经、滑车神经、三叉神经、外展神经、面神经、位听神经、舌咽神经、迷走神经、副神经和舌下神经各1对；脊神经共31对，每对均由与脊髓相连的前根和后根在椎间孔汇合而成。前根主要是运动纤维，由位于脊髓灰质前角细胞发出的运动纤维和侧角发出的交感性内脏运动纤维组成；后根是感觉纤维，由发自脊神经节假单极神经元的中枢突组成。自主神经包括交感神经和副交感神经，主要支配心脏血管、腹腔内脏、平滑肌及腺体等，以调节其功能活动。

（二）神经系统基本功能

神经系统是人体占主导地位的调节系统，控制全身其他各系统的功能活动，使人体成为一个有序整体，以适应各种内外环境变化。神经系统主要功能包括感官功能、运动功能和认知功能。

1.感官功能

感觉神经末梢感受器接受刺激，并转换为电信号传导至大脑相应部位，产生感觉。如视网膜接收外界光源刺激，会被视杆细胞转化为神经信号，最终发送到大脑视觉皮层，产生视觉。感官功能包括：①特殊感觉：视觉、听觉、味觉、嗅觉和平衡觉；②浅感觉：触、压、振动、温、冷和痛觉；③深感觉：位置觉、运动觉、深部压觉、深部疼痛；④内脏感觉：饥饿、胀、内脏痛。

2.运动功能

由主观意识支配产生的骨骼肌运动称随意运动。人体四肢及躯体的随意运动，由大脑皮质运动区锥体细胞发出纤维，经脑干和脊髓运动神经元中继后支配骨骼肌完成。调节中枢位于大脑皮层运动区，调控特点：①区域范围与运动功能的精细程度有关；②交叉支配，即一侧皮层运动区支配对侧躯体肌肉，头面部肌肉多为双侧性支配；③躯体各部位在运动皮层的代表区呈倒置分布。小脑功能主要包括维持姿势、调节肌紧张，以及协调随意运动。

3.认知功能

认知功能是指人脑加工、储存和提取信息的能力，即对事物构成、性能与他物的关系、发展动力、发展方向，及基本规律的把握能力，包括语言功能、理解功能、识别功能、情感表达功能等。

大脑与认知功能有密切联系，比如额叶与随意运动和高级精神活动有关，损伤后产生的精神症状主要为痴呆和人格改变，表现为记忆力减退，注意力不集中，自知力、判断力和定向力下降，反应迟钝，等等。顶叶接受对侧身体的深浅感觉信息，分辨触觉和实体觉，也是运用中枢和视觉语言中枢所在处。损伤后导致皮层感觉障碍、体象障碍、失用症和失认症等。颞叶与记忆、联想、比较等高级神经活动有关，损伤后导致记忆障碍，优势半球损伤易致失语。枕叶主要与视觉有关，损伤后易导致视觉失认、视觉变形、偏盲等。

二、肿瘤相关神经损伤的临床表现

肿瘤相关神经损伤是指肿瘤发生发展及诊疗过程中所有直接或间接影响中枢神经系统和周围神经系统产生的一系列临床综合征。主要包括直接损伤、间接损伤及医源性损伤。直接损伤是指原发于神经系统的肿瘤或全身其他部位肿瘤发生转移累及神经系统所造成的损伤。间接损伤是指由肿瘤产物导致的异常免疫反应或其他不明原因引起的副瘤综合征。医源性损伤是指在控瘤治疗过程中，手术、化疗、放疗、分子靶向治疗、细胞免疫治疗等多种治疗方式造成的神经系统损伤。熟悉肿瘤神经系统损伤临床表现对其早诊早治至关重要。

（一）肿瘤性脑损伤症状

1.头痛

头痛发生率约为50%，常表现为剧烈胀痛，并伴恶心和呕吐，和病变位置有一定对应关系。常发生在清晨或夜间睡眠时，咳嗽、打喷嚏或Valsalva动作均可使其加重。头痛可伴视乳头水肿，发生率为15%~25%。

2.癫痫发作

常见于原发性脑瘤和脑转移瘤。黑色素瘤（67%）和肺癌（29%）脑转移时，癫痫发生率明显高于胃肠道恶性肿瘤（21%）和乳腺癌（16%）脑转移瘤。颞叶和邻近运动皮层脑转移瘤，癫痫发作风险高于枕部、脑干或小脑肿瘤。颞叶和岛叶区域病变可引起难治性癫痫。此外，脑转移瘤数目增加或软脑膜受累，会增加癫痫发作的风险。

3.警示性精神状态/神经认知障碍

高达 20%~25% 脑转移瘤出现精神状态变化，尤其常见于多发性转移瘤和/或颅内压升高患者。常见症状有嗜睡、易怒、记忆力下降和性格改变。部分患者会出现情绪变化，表现为抑郁和冷漠。脑转移瘤可出现伴随认知功能障碍的脑病，主要原因为中毒性代谢性脑病（61%），而非颅内转移引起结构异常（15%）。

4.局灶性神经功能缺损

脑转移瘤可引起局灶性神经功能障碍，常呈渐进式发展。幕上病变可致运动或感觉障碍、视野缺损和/或失语，幕下转移瘤可致颅神经症状和小脑功能障碍。其中，运动障碍可因解剖位置而异，包括轻偏瘫或偏瘫、步态异常、共济失调和/或运动不协调。

（二）软脑膜转移癌（Leptomeningeal Metastasis，LM）相关症状

软脑膜转移在实体瘤的发病率为 5%~8%，在血液系统恶性肿瘤中高达 5%~15%。LM 症状可涉及整个神经系统，常表现为颅神经和脊神经功能障碍、颅内压升高、脑膜刺激征和弥漫性小脑功能障碍。病程从几天到几周不等。多发性颅神经症状是LM典型特征，最常受累颅神经为V、VI、VII、VIII，分别可致三叉神经痛、复视、面瘫和听力障碍，其中三叉神经痛约占20%。后组颅神经损伤可致吞咽困难、构音障碍和声音嘶哑。LM亦可影响脊髓神经根，进而导致神经根病或马尾综合征。此外，近20%患者出现弥漫性小脑功能障碍（步态不稳、头晕、平衡障碍）。

（三）脊柱脊髓受累相关症状

脊柱脊髓转移瘤绝大多数（94%~98%）为椎体或硬膜外病变，髓外硬脊膜下病变为5%~6%，髓内病变为0.9%~2.1%。约50%髓内转移瘤由原发性肺癌发展而来，尤其是小细胞癌，其次为乳腺癌、黑色素瘤、淋巴瘤和肾细胞癌。主要表现如下。

1.疼痛

疼痛为早期最常见症状，发生率高达83%~95%，常先于其他脊髓体征和症状出现（包括运动和膀胱功能障碍）。疼痛位置最常发生于胸椎（60%~70%），其次为腰骶部（20%~30%）和颈部（10%），常与肿瘤所在神经平面分布一致，典型表现为神经根痛。运动、Valsalva动作和颈部屈曲时，疼痛加重。

2.运动和感觉障碍

60%~80%患者可出现不对称肢体无力，部分患者可伴有痉挛并迅速发展为截瘫。亦可出现感觉障碍，包括感觉异常、灼热和刺痛等。运动和感觉障碍常始于远端，并随疾病进展向近端发展。运动和感觉障碍发展模式类似于Brown-Séquard综合征（肿瘤平面以下同侧肢体瘫痪和深感觉消失，对侧痛温觉缺失），并可发展为脊髓完全横断损伤综合征。与症状进展缓慢的原发性髓内肿瘤（如室管膜瘤）相反，大多数脊髓髓内转移症状常在一个月内快速进展。

3.自主神经功能障碍

膀胱和直肠功能障碍最为常见。腰骶节段以上肿瘤压迫脊髓时，膀胱充盈可有反射性排尿；腰骶节段肿瘤可产生尿潴留，但当膀胱过度充盈后出现尿失禁。骶节以上脊髓受压可产生便秘，骶节以下脊髓受压排便不受控制。此外，胸2以上因交感神经干受损还可引起同侧霍纳综合征（Horner综合征），表现为肿瘤平面以下躯体少汗或无汗。

4.马尾综合征

常见于腰骶椎管内大型占位性病变及软脑膜转移瘤患者，表现为腰痛、坐骨神经痛、下肢感觉运动障碍和肠道、膀胱功能障碍。完全性马尾综合征五个最常见症状为尿潴留、鞍区麻木、双下肢疼痛、麻木和无力。不完全性马尾综合征尿潴留发生率较低。直肠张力减低为晚期症状，但并非典型症状。

（四）肿瘤性和放射性神经丛病

肢体疼痛是肿瘤性神经丛病变的标志性特征，常在某一神经根区域，以间歇性疼痛为首发症状，后转变为持续性疼痛。其他常见症状包括多个神经支配区域的肌无力和感觉丧失、深反射减弱和肢端水肿。此外，腰骶神经丛病症状亦包括会阴和臀部疼痛，以及肠道、膀胱和性功能障碍。臂丛神经病变常见于乳腺癌、肺癌、淋巴瘤和头颈癌。腰骶丛神经病变常见于结直肠癌、肉瘤、妇科肿瘤和淋巴瘤。骶丛神经病变主要与前列腺癌、肛肠癌和妇科肿瘤相关。

放疗亦可致迟发性神经丛病，常发生于放疗后1.5年（3月至14年），发病率为2%~5%，与放疗分割剂量有关。与肿瘤性神经丛病变相比，放射性神经丛病变早期常无疼痛，进展缓慢，后期也可出现疼痛，症状涉及整个神经丛，而非特定主干或分支。Horner综合征多见于肿瘤性神经丛病变，而非放射性神经丛病变。此外，淋巴梗阻引起肿胀在放射性神经丛病变中更为常见。

（五）间接损伤相关症状

1.凝血系统功能障碍

某些肿瘤可分泌促凝物质，同时可通过多种途径激活凝血系统，导致缺血性卒中。特别是腺癌，发生缺血性卒中风险更高，约为14.6%。此外，原发性和继发性脑瘤可出现肿瘤内出血，特别是绒毛膜癌、黑色素瘤、甲状腺乳头状癌或肾癌引起的脑转移瘤。部分血液系肿瘤，如急性早幼粒细胞白血病，可通过凝血障碍导致自发脑实质内出血，表现为出血性卒中。

2.神经系统副肿瘤综合征（Paraneoplastic Neurological Syndromes，PNS）

PNS是指恶性肿瘤在体内未发生转移情况下，由于循环血液中肿瘤分泌的激素或免疫系统产生的抗体引起的全身性或系统性神经病变。多发性神经病表现为外周神经功能障碍，导致肢体无力、感觉丧失和反射减弱。

（六）医源性相关损伤

1.化疗相关周围神经病变（Chemotherapy-Induced Peripheral Neuropathy，CIPN）

50%~90%的化疗患者会发生CIPN，其中30%~40%

会转变为慢性神经不良反应，多呈剂量依赖型特征。
CIPN主要表现为感觉神经病变、小纤维神经病变、运动
神经病变和自主神经病变等类型。按病程分为急性和慢
性：急性CIPN多发生于化疗药物使用后短时间内，部
分可逆转，部分发展为慢性；慢性CIPN在治疗期间和
治疗后持续存在。

2.药物治疗相关中枢神经损伤

氨甲蝶呤可致多种中枢神经系统并发症，如无菌性
脑膜炎、脊髓病、急性或亚急性脑病和后部白质脑病综
合征。异环磷酰胺治疗中可出现嗜睡、精神错乱、抑
郁、幻觉、眩晕、定向力丧失和脑神经功能障碍等多种
症状。左旋门冬酰胺酶治疗儿童急性淋巴细胞白血病可
诱发静脉窦血栓形成。环磷酰胺或顺铂可能诱发可逆性
白质脑病综合征。利妥昔单抗长期使用与进展性多灶性
脑白质病有关。伊匹单抗可致许多不同自身免疫性神经
系统综合征，如垂体炎（导致中枢性甲状腺功能减退、
肾上腺功能不全和性腺功能减退）、类似格林-巴利综合
征的运动性轴索型多神经根病、重症肌无力、横断性脊
髓炎和炎症性肌病。

3.细胞免疫治疗相关神经损伤

CAR-T细胞是一种经基因工程改造的淋巴细胞，可攻击瘤细胞，并对血液肿瘤表现出高度活性。接受这种治疗患者会出现细胞因子风暴，导致显著神经系统症状，从失语开始，发展为严重脑病，甚至反应迟钝，伴有或不伴癫痫发作。细胞因子风暴和癫痫得到适当控制，治疗相关神经毒性常可逆，但如不能迅速实施治疗，可能导致永久性损伤，尤其是无法控制的癫痫发作。

4.放疗和手术相关神经损伤

放射性神经损伤主要是辐射通过直接损伤、血管破坏、自身免疫及自由基损伤等引起神经组织破坏及炎症反应，常表现为认知功能障碍、精神异常、癫痫、运动、感觉障碍及失语等。神外手术除直接损伤病变邻近结构外，还易受各种细菌感染，导致术后出现细菌性脑膜炎。因其免疫反应迟钝，表现可能很轻，无头痛、发热、颈抵抗和精神状态改变典型四联征，易出现漏诊而延误治疗时机，尤其是早期使用抗生素治疗。

三、肿瘤相关神经损伤的评估

（一）临床评估

神经系统评估主要通过体格检查和各种量表完成，

包括：一般状态、脑神经功能评估、运动功能、感觉功能、反射功能、特殊体征、自主神经功能和认知功能的评估。

1.一般状态评估

主要为意识状态评估和查体是否能够配合。意识状态水平评定为：嗜睡、意识模糊、昏睡、昏迷（轻度、中度、重度），具体状态的判断可参照格拉斯哥昏迷评分法（Glasgow Coma Scale，GCS）（表1）。

表1 GCS量表

睁眼反应	计分	言语反应	计分	运动反应	计分
自动睁眼	4	回答正确	5	遵嘱活动	6
呼唤睁眼	3	回答错误	4	刺痛定位	5
刺痛睁眼	2	语无伦次	3	刺痛躲避	4
不能睁眼	1	只能发声	2	刺痛肢屈	3
		不能发声	1	刺痛肢伸	2
				不能活动	1

总分15分，最低3分。按得分多少，评定其意识障碍程度。13~14分为轻度障碍，9~12分为中度障碍，3~8分为重度障碍（多呈昏迷状态）。

2.脑神经功能评估

脑神经一共12对，检查重点内容包括上睑下垂

（III）、面部下垂或不对称（VII）、吐字发音的清晰度（V、VII、X、XII）、异常的眼球位置（III、IV、VI）、瞳孔异常或不对称（II、III）。此外，嗅觉灵敏度、视力及视野、眼底检查、听力检查、眼裂、声音变化、相关肌肉形态及力量、眼球运动等。

3.运动功能评估

6个部分，分别是肌力（表2）、肌张力、肌容积、共济运动、不自主运动、姿势和步态。运动系统检查包括肌肉营养状态、肌力和肌张力检查、共济失调和步态及姿势异常。

表2　评估肌力量表

0级	肌肉没有收缩
1级	肌肉可出现轻微收缩,但肢体无移动
2级	肢体在平面的方向能够运动
3级	肢体能够部分抵抗重力,即可以离开床面
4级	肢体能够完全抵抗重力,但是只能抵抗一定的阻力
5级	肢体可以抵抗阻力,正常活动

4.感觉功能评估

测试感觉包括浅感觉、深感觉和复合感觉（实体觉、图形觉、两点辨别觉），检测时需注重双侧对比。

5.反射功能评估

反射包括生理反射和病理反射，生理反射包括浅反射和深反射。病理反射主要是锥体束受损时的表现，故称病理反射，一旦出现即提示中枢神经系统受损。但1岁以下婴儿是正常的原始保护反射。临床主要病理反射：巴宾斯基征、戈登征、查多克征、奥本海姆征、霍夫曼征。

6.自主神经检查

自主神经检查包括对皮肤黏膜、出汗情况、毛发指甲及内脏及括约肌功能检查。自主神经反射如竖毛试验、皮肤划纹试验、卧立位反射、发汗反射、眼心反射及颈动脉窦反射等。

7.认知功能评估

认知功能评估，先确认意识是否清楚。意识清楚是认知功能评定的前提条件，在此条件下，通过简明精神状态检查量表（MMSE）、蒙特利尔认知评估量表（Mo-CA）、Mattis痴呆评估量表（DRS）以及临床痴呆评定表（CDR）等筛查是否存在认知功能障碍，并行有针对性认知功能评定，如记忆力评定、单侧忽略评定等。成套认知功能测验是对认知功能较全面的定量评定，常用H.

R神经心理学成套测验。

（二）影像学评估

1.影像学检查技术选择

MRI增强扫描是中枢神经系统转移瘤诊断和监测治疗反应的金标准。CT平扫在发现转移瘤、制订治疗计划或治疗后随访方面有效性较低，增强CT只在有MRI禁忌证时使用。但头部CT平扫可用于有急性神经功能障碍患者，以便进行紧急干预。MRI扫描技术选择中SE序列较GRE序列可发现大量更小转移病灶；脂肪抑制序列可显著提高骨转移瘤识别能力。MRI灌注、波谱成像可提高鉴别治疗后反应（假性进展、放射性坏死和免疫治疗反应）和真性肿瘤进展的准确性。PET也可补充MRI对肿瘤的评估，进而鉴别肿瘤真性进展和假性进展。

2.常见部位受累的影像学特点

（1）脑转移瘤

多达1/3的中枢神经系统转移瘤，无已知原发肿瘤；约半数脑实质转移瘤为单发病变。血行转移多发生在灰-白质交界处和动脉分水岭区。肿瘤内出血和坏死程度不同，影像学特征存在差异，肿瘤强化方式可表现为实性强化、环状强化，以及伴囊变、坏死的不均匀强化。多数都伴广泛的瘤周水肿。

（2）骨转移

CT 和 MRI 评估骨组织病变可互补，MRI 是评估骨髓受累、骨外软组织浸润和增强形式的最佳方法，CT 是评估颅骨和脊柱骨质破坏的最佳方法。大多数转移病灶在 CT 表现为溶骨性，而前列腺癌和治疗过的乳腺癌最易导致骨增生性转移。^{99m}Tc 骨扫描和 ^{18}F-FDG PET/CT 对骨转移有较高阳性预测价值。

（3）脑膜转移

硬脑膜受累影像学常表现为局限性边缘凸起的脑外肿块，伴或不伴邻近脑实质占位效应，明显强化。弥漫性硬脑膜增厚和强化较少见，可能与弥漫性颅骨肿瘤浸润有关。T2/FLAIR 高信号及邻近脑沟强化提示软脑膜受侵犯。相邻脑实质水肿提示脑实质受侵犯或静脉引流受阻。

增强 MRI 是软脑膜转移瘤首选的影像学检查。表现为受累蛛网膜下腔光滑或结节样强化，脑和脊髓表面弥漫性线样强化或沿脑表面多发结节样病变；累及脑室内可出现沿室管膜表面强化，也可见沿颅神经线样或结节样强化。FLAIR 序列发现软脑膜疾病非常敏感。CT 对软脑膜转移瘤的诊断作用有限，仅能识别继发脑积水等间接征象。

（4）神经丛病变

放射诱发的神经丛炎常表现为弥漫性 T2 高信号和非肿块样增厚，伴神经支配的肌肉组织急性失神经性水肿。神经丛转移瘤和局灶性肿瘤浸润特征性影像学表现为病变强化，对应区域内 T1 低信号和 T2 高信号。极少数可表现为 T2 低信号。^{18}F-FDG PET/CT 可见 FDG 代谢活性增加。

（三）神经电生理评估

脑电图是诊断癫痫的重要工具。脑转移瘤有惊厥和非惊厥性癫痫发作风险，对出现意识状态改变者，应考虑脑电图检查。怀疑有周围神经病变推荐进行神经传导速度（NCS）与肌电图检测，通过测量运动神经和感觉神经传导，确定神经元受累部位。诱发电位在脑转移瘤诊疗中虽有价值，但主要用于术中监测。根据病变位置可选择一种或多种神经电生理监护技术，如躯体感觉诱发电位监测上行感觉神经传导系统功能；运动诱发电位监测下行运动神经传导系统功能；脑干听觉诱发电位通过听觉传导通路监测脑干功能及听神经功能；自由肌电图及刺激肌电图监测支配肌肉活动颅神经、脊神经根丝以及外周神经功能。

（四）脑脊液检查

腰椎穿刺检测脑脊液是确诊脑膜转移的金标准，对临床症状、体征和/或影像学表现高度怀疑脑膜转移者推荐脑脊液检测，包括常规、生化、细胞学检查和流式细胞分析。腰穿建议在手术活检前或术后1周采集脑脊液样本，以免出现假阳性结果。此外，脑脊液循环肿瘤细胞（CTC）、循环游离DNA（ctDNA）、循环RNA（ctRNA）和外泌体检测可以用于脑膜转移早期诊断和治疗监测。正进行抗凝治疗、存在血小板减少或后颅窝占位有脑疝风险者需谨慎腰穿。

（五）活检

1.颅内肿瘤活检

颅外原发灶不明或取材困难，不能明确病理；或颅外原发灶病理明确，但脑部病变不典型，与脑原发肿瘤鉴别困难；或放疗后需要鉴别肿瘤复发与放射性坏死时需要活检。肿瘤活检方法有立体定向穿刺活检和开颅手术活检，前者创伤小，但获得组织量小，有可能出现阴性结果；后者能保证组织量，但需要微创开颅，适合肿瘤位置表浅同时需要减瘤、降低颅内压者。

2.周围神经活检

周围神经转移的患病率不到1%，原发瘤远比转移瘤常见。在影像学和肌电图检查不能够确诊的情况下需要手术活检。病理学上，癌最容易转移到周围神经，其次是肉瘤和淋巴瘤。黑色素瘤是另一种可以转移到周围神经的肿瘤类型，在临床和影像学上类似于恶性周围神经鞘瘤。

第二章

肿瘤合并神经疾病

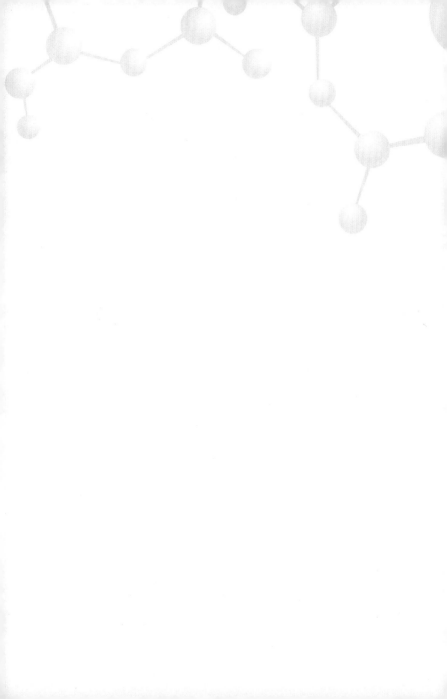

本章介绍全身肿瘤同时合并五种常见神经疾病时如何处理。这些神经疾病不是由全身肿瘤及其治疗引起的，而是全身肿瘤的伴随疾病或称基础疾病。

一、神经系统原发肿瘤

恶性肿瘤合并神经系统原发肿瘤的发生率为2%~8%。脑膜瘤、神经鞘瘤、垂体瘤等是颅内常见原发性良性肿瘤，生长缓慢，早期无症状；生长到一定大小后可引起视力下降、单侧肢体无力、听力下降等神经功能障碍，最终也会引起头痛、呕吐等颅压增高症状。胶质瘤、中枢神经系统原发性淋巴瘤是神经系统最常见的原发肿瘤，进展快，易致神经功能障碍和颅压增高，预后较差。

全身肿瘤患者合并原发性颅内肿瘤如何处理视颅内外肿瘤性质、症状轻重而定。①恶性肿瘤合并颅内良性肿瘤，如颅内肿瘤无症状者可先处理颅外恶性肿瘤；如颅内肿瘤有神经功能障碍或颅压增高症状者先处理颅内肿瘤。②恶性肿瘤合并颅内恶性肿瘤如胶质瘤或淋巴瘤，一般先处理颅内恶性肿瘤。因颅内恶性肿瘤存在，患者不能耐受颅外肿瘤的手术和放化疗；且多数情况下，恶性胶质瘤或淋巴瘤生存期较颅外肿瘤短。③合并颅内恶性肿瘤但不能确定是原发胶质瘤、淋巴瘤还是转移瘤时，如颅内症状明显者先处理颅内肿瘤；如无症状先处理颅外肿瘤，结合颅外肿瘤术后病理和PET-CT检查结果综合考虑颅内肿瘤按原发肿瘤还是按转移瘤处理。如按转移瘤进行靶向治疗或/和放疗，无效则考虑颅内肿瘤活检或切除。

二、卒中

脑出血和脑梗死统称卒中。肿瘤和脑血管疾病都是导致死亡的常见原因。目前无证据支持卒中（包括出血性卒中和缺血性卒中）是肿瘤发生的危险因素，但有约15%的肿瘤患者出现脑血管事件，且中风风险显著增加。因此可将脑血管事件作为肿瘤或肿瘤治疗的伴随症状和/或并发症。

缺血性卒中占卒中事件约80%。合并缺血性卒中的肿瘤患者常表现出大脑多个区域受累，出现精神状态改变、偏瘫和癫痫发作等，临床诊断中须与肿瘤脑转移引起的类似症状仔细鉴别：与脑转移瘤临床表现相比，卒中常为急性起病，局灶性运动无力、失语和精神状态症状明显，经治疗后好转，MR及CTA检查有助于明确诊断。对隐源性卒中的诊断，应考虑患者是否存在脑转移瘤。

溶栓和/或溶栓桥接机械取栓对时间窗内的急性脑梗死患者是一线治疗方案，术后常需抗凝治疗。如这类患者合并颅外恶性肿瘤，在卒中发病和治疗后3个月内不宜行手术和放化疗。未接受手术但有阿司匹林治疗史的卒中患者在接受颅外肿瘤手术前停用阿司匹林2周，并评估凝血功能状态。出血性卒中患者无论手术与否，一般3月内不适合行肿瘤的手术和放化疗，要根据卒中恢复情况和肿瘤严重程度进行综合评估。

三、癫痫

癫痫患者患肿瘤时，控瘤治疗应考虑癫痫患者的特殊性。①对有脑转移瘤或原发性脑肿瘤的癫痫患者，颅内肿瘤本身可能是致痫因素。在评估此类患者对手术耐受后，应尽早进行肿瘤手术切除和/或放化疗，术后使用抗癫痫药物，以减低患者出现术后癫痫概率。②对有颅外肿瘤的癫痫患者，肿瘤与癫痫治疗应同步进行。在抗癫痫药物选择上，应考虑到控瘤药物与抗癫痫药物的互相影响。部分抗癫痫药物与化疗药物联用可导致严重副作用。而丙戊酸类药物有抑制肿瘤细胞生长和迁移的作用，与控瘤药物联用具一定协同作用。

四、神经退行性疾病

（一）阿尔茨海默病（Alzheimer Disease，AD）

AD作为一种慢性疾病，常不影响肿瘤治疗过程。

肿瘤治疗可引起认知障碍，尤其是短期记忆和注意力障碍，如：约75%接受化疗者出现短期精神认知障碍，被形象称为"化疗脑"（Chemo brain）。易与AD混淆或加重AD症状。能同时增强人类自然免疫力和防止淀粉样蛋白团块积聚的药物有可能可预防化疗后AD样症状，但仍有待临床研究证实。

（二）帕金森病（Parkinson's Disease，PD）

对合并有肿瘤的帕金森病患者，需仔细评估患者对手术、放化疗及靶向治疗的耐受程度，以选择对患者最为合适的治疗方式。推荐采用口服左旋多巴类药物、多巴胺受体激动剂，和/或植入脑深部电极刺激器等方式积极稳妥地控制帕金森病及其引发的一系列症状，以增强患者对肿瘤治疗的耐受。

五、精神障碍疾病

严重精神疾病主要考虑药物和心理治疗。三环类抗抑郁药（TCA）等除了可以有效改善患者抑郁症状外，还有可能改善潮热、神经性疼痛等其他症状。团体心理治疗有可能改善肿瘤患者的预后。对合并有抑郁症状的肿瘤患者，积极控制其精神症状，加强心理监护和干预，将有助于增强或改善肿瘤的治疗效果。

第三章

肿瘤相关神经损伤

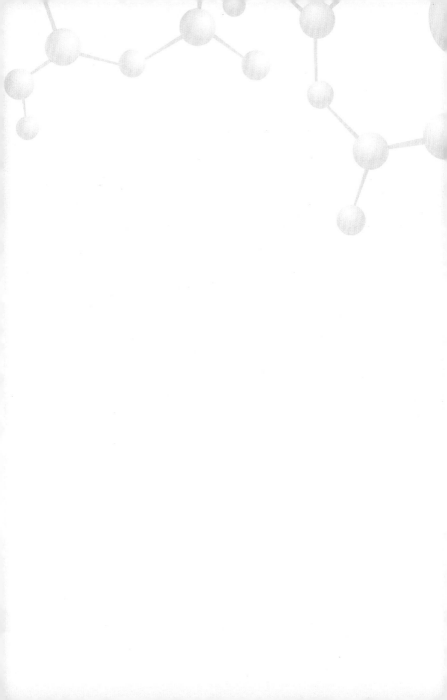

一、脑与脑膜转移

（一）脑转移瘤

1.转移机制

脑转移瘤（Brain Metastases，BMT）是全身恶性肿瘤最常见的并发症，发病率为（8.3~11）例/10万人。肿瘤脑转移是一个复杂过程，而不是播散肿瘤细胞的偶然定植。"种子与土壤"假说认为循环瘤细胞（种子）对特定器官的微环境（土壤）具有特定亲和力。脑转移瘤形成包括一系列步骤或事件，每个步骤均涉及许多尚未有效解决的问题及可能理论。最基本的包括附着血管壁、侵入内皮细胞、穿透血脑屏障、在脑微环境中存活、增殖和生长，与脑常驻细胞相互作用，募集血管及多种生长模式。

2.临床表现

BMT与颅内原发瘤的临床表现有一定相似性，包括颅内压增高症状和局限性症状。前者表现为头痛、呕吐、视乳头水肿等；后者与肿瘤累及部位有关，如精神症状、癫痫发作、感觉障碍、运动障碍、失语症、视力下降、视野缺损等。小脑转移瘤的临床表现有较大差异，如眼球震颤、协调障碍、肌张力减低、行走困难及步态不稳等。

3.诊断和鉴别诊断

（1）影像学诊断

在无禁忌证前提下，推荐MRI作为确诊或除外脑转移瘤的首选影像学检查，包括平扫T1WI、T2WI/FLAIR序列与增强T1WI序列。对不宜行MRI检查者，可行头颅增强CT扫描，其对检出较小转移瘤或脑膜转移具有局限性。PET-CT及PET/MRI对明确手术指征、疗效评价及原发灶确定有一定价值，但不做常规推荐。

在CT和MRI上，转移瘤常呈圆形，边界清楚，无浸润，周围有广泛脑水肿，无钙化。使用对比剂后，肿瘤均有不同程度增强（均匀或环形），大小不一。脑转移瘤应与原发性脑肿瘤、脑脓肿、脑梗死和脑出血鉴别。部分脑转移瘤只有通过活检才能确诊。

（2）病理与分子病理诊断

脑转移瘤最常见的原发肿瘤是肺腺癌、乳腺癌和黑色素瘤，肾癌和结直肠癌呈上升趋势。肺鳞癌、鼻咽癌、前列腺癌、尿路上皮癌和胃癌等也有发生。

镜下转移瘤在脑实质内形成圆形或融合成界限清楚的包块，组织形态和原发部位相似，但可出现低级别向高级别转化，或肺非小细胞癌向小细胞癌转化。常有出血、坏死和瘤周血管增生等。黑色素瘤、肺癌及肾癌比其他转移瘤更常见出血灶。原发肿瘤分子病理改变可能会影响脑转移风险。

表3　脑转移瘤分子检测推荐表

病理类型	推荐分子检测项目
肺腺癌	KRAS，EGFR，ROS1，NTRK，ALK，RET，MET，BRAF，TMB，PD-L1
肺鳞癌	FGFR1，PD-L1，EGFR，ALK，TMB
乳腺癌	HER2，ER/PR，BRCA1/2（BRCAness），PIK3CA，EGFR，PTEN，PD-L1
结肠直肠癌	RAS，NRAS，BRAF，MSI，HER2，NTRK，PI3KCA，TMB
上消化道肿瘤	HER2，MSI，PD-L1
肾细胞癌	PD-L1
尿路上皮癌	PD-L1，FGFR2/3，TMB
子宫内膜癌	MSI，P53，POLE
卵巢癌	ER/PR，BRCA1/2（BRCAness），MSI
黑色素瘤	BRAF，MEK，KIT，NF1，NRAS，PD-L1

4.治疗

（1）手术目的

①切除转移瘤，迅速缓解颅内高压症状，解除对周围脑组织压迫。②获得组织标本，明确病理和分子病理诊断。③切除全部肿瘤，提高局部控制率。

（2）手术适应证

肿瘤活检适应证：①颅外原发灶不明或取材困难，不能明确病理；②颅外原发灶病理明确，但脑部病变不典型，与脑原发肿瘤鉴别困难；③颅外原发灶病理明确，但脑部肿瘤与原发肿瘤诊断间隔时间长，按原发肿瘤基因检测结果疗效不佳；④鉴别肿瘤复发与放射性坏死，评估前期放疗或内科治疗效果。

肿瘤切除适应证：①单发BMT：肿瘤位于大脑半球脑叶内或小脑半球内可手术切除的部位，伴明显高颅压症状；②多发性BMT（≤3个病灶）：肿瘤位于手术可切除部位，有明显脑移位和颅内压增高症状，病灶相对集中，可通过一个或两个骨窗切除；③多发性BMT（>3个病灶）：有明显颅内压增高症状，引起颅内压增高的责任病灶位于可手术切除部位；④BMT手术、放疗后复发，有脑移位和颅内压增高症状明显者。

（3）手术禁忌证

①有肿瘤病史，原发肿瘤为小细胞肺癌、绒癌、生殖细胞瘤和淋巴瘤等对放疗或内科治疗敏感者（有严重颅内压增高症状、容易脑疝者除外）；②肿瘤位于丘脑、基底节、脑干等手术不可及部位（肿瘤活检除外）；③

年龄超过70岁，有严重基础疾病，一般情况差，KPS评分<70分。

（4）术前评估和准备

①完善常规术前检查，评估患者手术耐受性。②多学科讨论（MDT to HIM）评估原发肿瘤控制情况，是否控制良好或有有效治疗措施，是否有颅外转移，必要时行全身PET-CT检查。③完善脑CT和脑MRI平扫+增强，评估手术指征并制定手术方案。④多模式影像评估包括fMRI、DTI、ASL/PWI、MRS等。⑤各种手术辅助技术的准备和应用，常用有术中荧光造影技术（常用的两种为荧光剂5-ALA和荧光素钠）、神经导航技术、术中成像技术和术中脑定位技术等。

（5）手术方法

①肿瘤活检方法：最常用无框架立体定向活检。其他方法包括基于框架的立体定向活检、MR引导的立体定向活检，以及开放式活检。②肿瘤切除方法：遵循微创无瘤原则，做到最大程度切除，最小伤害。肿瘤切除技术包括分块切除、整块切除（En-bloc）和超全（扩大）切除。对于深部肿瘤或位于功能区部位的肿瘤，显微手术和术中神经电生理学监测、术中唤醒等技术相组

合，在切除肿瘤过程中能最大限度地减少对正常脑组织的损害。

（6）术后处理

密切监测生命体征、意识、瞳孔、四肢活动等；术后12小时内复查脑CT了解术区情况，48小时内复查增强MRI了解肿瘤切除情况；术后酌情给予脱水、抗癫痫、抗感染等治疗。有症状的瘤周水肿均应考虑给予糖皮质激素治疗，糖尿病患者使用胰岛素控制血糖。地塞米松是治疗瘤周水肿常用药物，抗水肿作用具有剂量依赖性。根据症状调整用量，无症状者无须使用，症状轻微者给予4~8mg/日；症状明显者首日10mg负荷剂量+16mg/日维持剂量，此后维持剂量为16mg/日。注意激素相关副作用如消化道出血、感染、血糖升高、类固醇肌病等。推荐术后行常规分子病理检查，指导术后靶向治疗或免疫治疗。推荐手术部位（瘤床）放疗。

（7）药物治疗

a.抗癫痫类药物：丙戊酸钠、左乙拉西坦等，后颅凹转移瘤者常不需要。

b.皮质激素类药物：可缓解瘤周水肿，常用地塞米松。

c.化学治疗：可作为复发脑转移瘤的二线治疗。脑转移瘤对化疗相对敏感的有乳腺癌、小细胞肺癌、非小细胞肺癌、生殖细胞肿瘤和卵巢癌。常用药物有：顺铂、依托泊苷、环磷酰胺、拓扑替康、替莫唑胺。

d.靶向治疗：是最有前景的疗法。常用药物是针对主要生长因子受体（如EGFR、Her2、CD20）的单抗。如奥希替尼、利妥昔单抗和曲妥珠单抗分别对肺腺癌、非霍奇金淋巴瘤和乳腺癌脑转移瘤有效。

（8）放疗

放疗可缓解临床症状。全脑外照射仍是大多数脑转移瘤的主要疗法，适用于多发、不能手术切除或立体定向放疗的脑转移瘤。立体定向放射外科（Stereotactic Radiosurgery，SRS）是一种以单一或少量的分割次数，将聚焦射线照射到肿瘤边界范围内（即适形剂量）的方法，具有很高的精确度，适于大多数无颅内压增高、病灶数目较少的转移瘤和术后瘤床照射。

（二）软脑膜转移

1.转移机制

软脑膜转移（Leptomeningeal Metastasis，LM）又称癌性脑膜炎、肿瘤性脑膜炎（实体瘤）、白血病性脑膜炎（白血病）或淋巴瘤性脑膜炎（淋巴瘤），是肿瘤的严重并发症。发生LM时，恶性肿瘤细胞可浸润软脑膜和蛛网膜，并脱落至脑脊液。瘤细胞通过以下途径进入脑脊液：①直接播散：瘤细胞从毗邻蛛网膜下腔、脑室表面或脉络丛的脑或脊髓实质转移瘤延伸，并直接播散入脑脊液。②血行扩散：瘤细胞通过血行扩散入脑脊液，通过动脉循环进入脉络丛，然后进入脑室；也可通过软脑膜静脉进入脑脊液。③瘤细胞可沿颅神经或周围神经生长，并进入蛛网膜下腔，即所谓的离心扩散。

2.临床表现

脑膜转移最常见的症状为头痛、脑膜刺激征和癫痫发作。累及颅神经可致复视、上睑下垂、面部疼痛或麻木、面瘫、耳鸣、听力丧失、眩晕、构音障碍和吞咽困难等；引起梗阻性或交通性/非梗阻性脑积水时出现颅内压增高症状，包括头痛（在躺下和醒来起身时更为明显）、步态改变、认知迟缓、尿失禁、视力下降、视乳头水肿、恶心、呕吐、水平复视（颅底外展神经受压迫所致）和嗜睡。脊髓和传出神经根受瘤细胞浸润和神经根可引起运动或感觉症状，包括弛缓性无力、感觉减退、感觉异常和神经根疼痛。

3.诊断和鉴别诊断

腰椎穿刺脑脊液检查是确诊脑膜转移的金标准。应在头颅CT或MRI检查排除占位病变后进行。抽取脑脊液应大于10mL，且应及时送检。检查内容：测量颅内压（LM>20cmH$_2$O）；细胞学或脑脊液流式细胞术检测肿瘤细胞，后者敏感性更高；在淋巴瘤中，可采用脑脊液聚合酶链反应（PCR）寻找克隆性重排免疫球蛋白基因；细菌和真菌培养（包括不常见的微生物，如隐球菌）；肿瘤标志物：例如β-葡萄糖醛酸酶、CEA、AFP、β-人绒毛膜促性腺激素（β-HCG）、CA15-3和VEGF等；蛋白质/葡萄糖检测：蛋白质含量升高（>45mg/dL）、葡萄糖含量降低（<50~60mg/dL）。

脑和脊髓的钆增强MRI是诊断脑膜转移标准成像方式。LM最常见MRI表现包括沿脑沟、小脑叶、颅神经和脊神经根的软脑膜局灶性或弥漫性强化，脊髓线性或结节状强化，腰骶神经根增厚。如MRI是禁忌证，则可使用增强脑CT和CT脊髓造影。CT脊髓造影虽具侵袭性，但评估脊髓与MRI具有相似敏感度。

LM需与各种颅内感染性疾病所致脑膜炎（细菌性、真菌性、结核性脑膜炎）、蛛网膜下腔亚急性出血、急性或亚急性梗死及静脉窦血栓等鉴别。

4.治疗

LM治疗目标包括改善患者神经功能、提高生活质量、防止神经功能继续恶化和延长生存期。LM治疗包括放疗、鞘内化疗及全身治疗、手术，治疗上须采用整合医学原则，推荐"多学科整合诊疗（MDT to HIM）+参加临床研究"。对临床怀疑脑膜转移者，均推荐行脑脊液细胞学检测。放疗为脑膜转移瘤重要的局部治疗手段，但需配合全身性化疗[大剂量氨甲蝶呤（HD-MTX）或大剂量阿糖胞苷（HDAC)]或局部化疗（腰穿鞘内给药或脑室内给药）、分子靶向治疗、激素治疗和免疫治疗等。外科手术主要为化疗用Ommaya储液囊置入术和治疗脑积水的脑室-腹腔分流术。

二、脊柱转移

（一）转移机制

除肺、肝以外，骨骼系统是第三易发肿瘤转移部位，大多数为脊柱转移，其中90%~95%为椎体转移或脊髓硬脊膜外转移（Spinal Epidural Metastasis，SEM）。脊柱转移癌常发生于肿瘤的终末阶段，严重影响患者的生活质量。肿瘤细胞可通过多种途径转移至脊柱，包括动静脉系统、淋巴系统或通过椎旁直接侵犯及手术造成的瘤细胞播散。瘤细胞一旦定植于骨髓，在来自循环系统的激素、生长因子、蛋白酶和肿瘤微环境的某些成分共同作用下，加速生长、破坏骨质、压迫硬脊膜囊和神经根，导致早期血管损害、血管源性水肿和脱髓鞘病变发生。

（二）临床表现

有症状的脊髓硬膜外转移和转移性脊髓压迫常预示临床预后不良。最常见首发症状是疼痛，可表现为局部痛、机械性痛或神经根痛。其次是运动和感觉功能障碍，进展取决于肿瘤生长速度。脊髓前外侧和环状受压常致快速瘫痪，可能机制是脊髓前动脉受压导致脊髓缺血梗死。截瘫一旦发生，常不可逆。在确诊瘤细胞脊柱转移前，常出现相应平面皮肤感觉改变如刺痛和麻木，常与运动功能障碍严重程度一致。少数情况下，颈部屈曲会诱导从背部向四肢放射电击样感觉，即Lhermitte's征，提示病变累及胸椎后柱。鞍区感觉丧失在马尾神经病变中较常见。脊髓或马尾受压可致副交感神经节前神经元破坏，引起自主神经回路失调，产生神经源性膀胱或胃肠症状，此外，霍纳综合征也可是脊柱转移表现之一。

（三）临床诊疗流程

MRI是目前诊断椎体转移和脊髓硬脊膜外转移的首选方法，可清楚显示脊髓病变和是否存在髓外、神经根和椎旁受累。CT可用于评估肿瘤引起的骨质破坏及其范围。CT脊髓造影术可用于无法行MRI检查者；放射性核素骨扫描常用于骨转移筛查，但对肿瘤类型无特异性，也不能显示相邻软组织异常。

肿瘤脊髓转移治疗包括手术、放疗和药物治疗。手术固定和减压可快速减压、缓解疼痛、恢复神经功能、提高生活质量，也为原发病理不明患者提供确诊机会。最常用的减压术包括椎体切除术、椎板切除术和经椎弓根减压术。常规外照射治疗和立体定向全身放疗也成为脊柱转移癌治疗的有效方式。皮质类固醇激素能迅速缓解疼痛，改善神经功能，但可能出现神经性和系统性并发症包括体重增加、高血糖、外周水肿、感染、肌病和精神障碍等，无临床症状者无须使用类固醇。

三、周围神经损伤

（一）损伤机制

本节周围神经指颅神经和神经丛。

肿瘤累及脑神经并不罕见。肿瘤通过多种机制损伤颅神经，包括骨转移直接扩散、局部肿瘤直接浸润及通过软组织和/或淋巴结转移扩散。肿瘤可利用同一或附近颅神经作为桥，沿神经扩散；也可通过吻合，沿着一条颅神经分布爬行到另一条脑神经。神经生长因子、神经细胞黏附分子、p75和其他神经系统免疫调节因子等已被证明可增强或抑制神经生长。不同肿瘤类型颅神经受损伤发生率不同，血液肿瘤和发生骨转移的患者出现颅神经受侵比例较高。随着各种恶性肿瘤预后改善，肿瘤侵犯颅神经机会也有所增加。

神经丛分为颈神经C2—C4腹侧支构成的颈丛、C5—T1构成的臂丛及L1—S5构成的腰骶丛。通过运动和感觉纤维支配相应部位的感觉与运动功能。肿瘤相关神经丛病可发生于恶性肿瘤形成或作为肿瘤治疗中的一种结果出现。临床表现因位置不同而不同。通常，颈丛、臂丛或腰骶丛最易受累。根据瘤种的不同，神经丛病变发生率也有较大差异。

（二）临床表现

1.颅神经损伤

根据受影响周围神经和/或邻近结构不同，出现的症状不同。颅神经中最常受累的是三叉神经上颌支（V2）和面神经（VII）。最典型表现为疼痛、感觉障碍或颅神经 V 或 VII 功能局灶性缺损。此外，沿颅神经可能会出现额外周围神经扩散，包括常见颅骨转移、颅底结构转移及下颌转移等。颅骨转移常在临床表现前通过影像学确诊，累及颅骨者常会表现非特异性症状，如头痛或可能无症状，当转移累及静脉窦系统时，可能出现颅内压增高。颅底转移常受累于邻近血管结构和神经，表现出不同临床症状，肿瘤影响鞍前或鞍旁区可诱发头痛。如延伸到邻近海绵窦，可能会引发海绵窦综合征（CSS）。最常见影响海绵窦的肿瘤由垂体肿瘤的直接侵袭、头颈部肿瘤的神经周围扩散或远处病变血行扩散所致。影响颅底后部的肿瘤常导致面部麻木，同时患者伴感觉缺陷和/或单侧咬肌和翼状肌无力。

2.神经丛损伤

肿瘤性神经丛病也会因受累位置不同而出现迥异的临床表现。头颈鳞癌、淋巴瘤及肺腺癌和乳腺癌常累及颈丛，表现为颈部或肩部深度疼痛，累及膈神经时可能导致呼吸困难。大多数累及臂丛神经的肿瘤起源于肺或乳房。如肿瘤侵入下丛可引起肺尖肿瘤综合征（Pancoast Syndrome），表现为腋窝和上肢顽固性疼痛；如同时侵犯颈交感神经干还可以引起Horner综合征，一种以患侧眼球内陷、瞳孔缩小、上睑下垂、血管扩张及面颈部无汗为特征的交感神经麻痹症候群。腰骶丛肿瘤性病变常会有臀部会阴持续数周或数月钝痛和酸痛，后常演变为非对称性肢体无力和感觉缺失及肌萎缩。

（三）临床诊疗

肿瘤性周围神经病也高度依赖于影像学诊断。最常用的包括CT、MRI和PET。MRI成像一般为首选。受神经周围肿瘤扩散影响的神经MRI常示血-神经屏障破坏和造影剂泄漏，随神经直径增加，神经周围脂肪组织（特别是在椎间孔处）趋于减少。当脑神经运动分支受累时，MRI能提示颅神经病变的肌肉内信号变化，包括神经增厚和强化、颅底孔向心性扩张、海绵窦增宽和肌肉萎缩等。PET扫描能示神经丛附近高代谢肿瘤。超声、肌电图检测等也有助提高诊断效率。对周围神经疾病，虽有明确的肿瘤史，仍须谨慎鉴别其他病因，如感染、免疫介导性疾病或非恶性肿瘤如神经鞘瘤、脑膜瘤等，病理检测是诊断肿瘤性周围神经病的金标准。特别是对神经丛疾病，放疗等引起的放射性臂丛神经病与肿瘤直接累及的神经丛疾病具有类似临床表现，需结合病史、治疗史及影像学等谨慎鉴别。

手术切除、全身治疗和放疗均可用于治疗肿瘤性周围神经疾病。早期发现有助于改善临床症状及预后。治疗方案选择应综合考虑：①受累神经的解剖位置及与相邻组织结构的毗邻关系；②受累神经的功能、支配范围，及对其他神经的相互影响；③不同类型瘤细胞的病理生理特性；④患者个体情况，对不同治疗方式的耐受程度等。同时，肿瘤相关周围神经疾病的治疗应纳入对肿瘤治疗的整合考量中，周围神经疾病治疗方案不应与原发瘤治疗相冲突。

四、脑血管损伤

肿瘤及其治疗均可引起脑血管损伤，如脑出血和脑缺血。肿瘤相关脑血管损伤有其特有发生机制和防治方法。

（一）损伤机制

1.脑出血

（1）肿瘤因素

富血管肿瘤表达血管内皮生长因子与肿瘤的出血倾向有关。脑转移瘤中黑色素瘤、肾癌和绒毛膜癌脑转移出血多见；多形性胶质母细胞瘤和垂体瘤易发生肿瘤卒中。肿瘤可引起颅内假性动脉瘤，发生部位和形成机制类似于真菌感染性动脉瘤，动脉瘤破裂导致脑出血。肿瘤骨髓浸润、肝转移可引起血小板减少或血清凝血因子缺乏、恶性肿瘤继发DIC均可引起凝血功能障碍和脑出血。

（2）肿瘤治疗因素

化疗后骨髓抑制和肝功能异常引起血小板减少或血清凝血因子缺乏，可诱发脑出血。抗血管生成剂贝伐珠单抗会引起血管内皮功能障碍和脑出血。溴隐亭治疗垂体瘤可致肿瘤卒中。放疗还可诱发脑动脉瘤、毛细血管扩张而增加脑出血风险。造血干细胞移植可能因凝血功能障碍、移植物抗宿主病等因素引起脑出血，

2.脑缺血

肿瘤相关性血栓如脑血管内凝血、肿瘤性栓子及肿瘤患者高凝状态所致下肢静脉血栓均可引起脑血栓、脑缺血。颅底肿瘤和颈动脉体瘤侵入或压迫颈内动脉或椎动脉可致脑缺血。淋巴瘤血管内淋巴增生、急性白血病白细胞增多可能会阻塞脑血管，导致脑缺血。脑部放疗可能诱发颅内动脉延迟性狭窄，继发脑缺血。

（二）临床表现、诊断与鉴别诊断

1.临床表现

肿瘤相关脑血管损伤临床表现与常见脑卒中相似，包括颅内压增高症状如突发头痛、恶心呕吐、意识障碍和局灶性神经功能障碍如偏瘫、失语、动眼神经麻痹等。部分患者表现精神萎靡不振、嗜睡、短暂意识丧失。

2.诊断和鉴别诊断

当肿瘤患者出现典型脑出血或脑缺血症状时，需详细询问病史，并结合辅助检查，鉴别脑出血、脑缺血是由肿瘤引起的还是由高血压、脑动脉瘤等基础疾病引起的。CT评估急性脑出血，MRI评估脑缺血，CTA、MRA、MRV评估脑血管结构、PET-CT评估是否是脑转移瘤伴发出血及原发瘤情况。

3.诊疗流程

肿瘤患者出现脑卒中症状，先行影像学检查。如是脑出血，出血量大、有明显占位效应伴意识障碍者需手术治疗，并留取标本做病理检查，鉴别是否是肿瘤卒中出血；出血量小可予药物治疗。如是脑缺血则按照脑缺血进行处理。治疗前需要仔细评估是否存在造血干细胞移植、凝血功能障碍、骨髓抑制、血液疾病等肿瘤相关发病因素，以便控瘤治疗。

五、营养与代谢不良性脑病

代谢和营养障碍在肿瘤患者中很常见，常由肿瘤转移器官损伤（例如肝、肾和骨）、肿瘤药物治疗副作用、肿瘤有害衍生物质分泌、营养不良和感染所致，可引起大脑、脊髓、周围神经损伤。

（一）损伤机制

1.器官衰竭

肿瘤所致肺、肝、肾功能衰竭均可导致代谢性脑病。肺转移是全身性肿瘤常见并发症，伴不伴有肺炎均可引起低氧血症和高碳酸血症，甚至呼衰，导致脑缺氧。原发性或转移性肝癌最终导致肝衰，血氨等有毒物质可致肝性脑病。肿瘤急性肾衰和严重尿毒症因身体代谢产物未能排泄导致代谢性脑病。

2.电解质紊乱

高钙血症、低钠血症是肿瘤患者代谢性脑病常见原因。前者多与来自乳腺癌、肺癌、多发性骨髓瘤、白血病和淋巴瘤骨转移有关，可能是身体增加钙吸收或钙从破骨中释放，肾脏排泄减少，或因肿瘤产生维生素D、细胞因子或甲状旁腺激素所致；后者与肿瘤相关抗利尿激素分泌异常综合征（SIADH）有关。

3.血糖异常

低血糖可引起代谢性脑病，见于肝脏、肾上腺、垂体和巨大腹部或腹膜后肿瘤患者和食物摄入量少的晚期肿瘤患者；喷他脒、β-肾上腺素能阻滞剂、磺脲类药物、阿司匹林等药物也可引起低血糖。为控制脑水肿，长期使用皮质类固醇可诱发高血糖。血糖水平过高导致高渗性昏迷，可能系严重利尿致大脑细胞脱水所致。

4.其他

肿瘤患者因慢性营养不良、化疗呕吐等原因易出现维生素缺乏。维生素 B_1、B_2 缺乏可致 Wernicke 脑病。败血症是代谢性脑病常见原因，可能是炎症改变血脑屏障通透性，使不能透过血脑屏障的神经毒性物质进入脑内。阿片类止痛药、抗惊厥药、精神安定药和类似药物中毒可能致谵妄。部分化疗药物可致脑病（化疗脑），如氨甲蝶呤、顺铂（IA>IV）、5-氟尿嘧啶及干扰素和白细胞介素等。

（二）临床表现

代谢中毒性脑病大多起病隐匿，进展缓慢，早期表现为注意力下降、淡漠，慢慢出现嗜睡、昏睡或躁动、失眠。部分可出现轻偏瘫、视力障碍、扑翼样震颤（单侧或双侧）和癫痫发作及脑干症状。Wernicke脑病表现为急性精神状态改变和意识模糊、眼肌麻痹和共济失调。营养性脊髓病表现为肢体无力、反射亢进和步态异常。周围神经病变表现为肢端麻木、精细运动困难、肌肉压痛和小腿痉挛等。

（三）诊疗流程

采用PG-SGA评分标准评估病人营养状况。行头颅和/或脊髓MRI检查，排除颅内和/或椎管的器质性病变；行腰椎穿刺脑脊液化验和细胞学检查，排除可能的感染、脑膜转移、炎症等情况；完善血生化、内分泌、维生素水平检测，明确是否存在代谢相关异常。必要时行脑电图、肌电图和体感诱发电位等相关检查。

明确诊断后有针对性改善器官功能、纠正电解质紊乱和维生素缺乏、改善内分泌失调，必要时暂停相关药物治疗。

六、中枢神经系统感染

（一）感染机制

肿瘤相关CNS感染主要发生在两大高危亚群，即接受造血干细胞移植和原发性CNS肿瘤患者。接受造血干细胞移植患者CNS感染的可能机制包括：中性粒细胞减少症、B淋巴细胞/免疫球蛋白缺乏症、T淋巴细胞耗竭。引起CNS肿瘤感染的机制包括：血脑屏障破坏、植入物、长期使用皮质类固醇及放疗；低级别肿瘤患者，长期化疗伴随低CD4+计数增加感染风险。

（二）临床表现与诊断

两种最常见临床综合征是脑膜脑炎综合征和由局灶性脑损伤引起的综合征。检查包括血清学检查、腰椎穿刺术脑脊液检查、CT、MRI等。对实体瘤，建议在腰椎穿刺前行CT或MRI筛查，以排除转移性肿瘤或其他占位病变，血小板计数低于$50×10^9$/L者应通过输注血小板进行纠正。脑脊液白细胞计数大于$200×10^6$/L提示细菌性脑膜炎，脑脊液葡萄糖降低支持细菌或真菌感染。PCR检测病毒或细菌特异性IgM可辅助判断感染。MRI检查序列包括增强、灌注、弥散加权成像（DWI）、表观扩散系数（ADC）图和MR波谱的综合使用可鉴别肿瘤、感染和放射性脑损伤。脑或脑膜活检在MRI、MRS和脑脊液检查后仍未明确病因，极少数情况下仍是最终诊断方法。鉴别诊断需排除类似CNS感染表现的非感染性因素，如药物相关的不良反应、免疫检查点抑制物相关脑炎、副肿瘤性神经系统综合征等。

（三）治疗流程

根据抗生素耐药试验和医院感染常见病原，及患者肾脏和肝脏功能，整合调整治疗方案。对接受过激素治疗、有肾上腺功能不全者，需补充皮质类固醇。造血干细胞移植受者脑膜脑炎经验性治疗应覆盖可能细菌和病毒病原体。肿瘤患者常见CNS感染的治疗方案见表4。

表4　常见中枢神经系统感染的治疗方案

病原体	治疗方案和替代方案（静脉途径,除非另有说明）
细菌	
金黄色葡萄球菌	甲氧西林敏感:萘夫西林 2g q4h +头孢噻肟 2g q6h
	耐甲氧西林:万古霉素 500mg q6h+/−脑室内万古霉素 20mg/d
肺炎链球菌	对青霉素中度耐药,MIC[a]<0.1~1μg/mL:头孢吡肟 2g q12h 或头孢曲松 2g q12h 或头孢噻肟 2g q4h
	对青霉素耐药,MIC>1μg/mL:上述头孢菌素之一+万古霉素 500mg q6h+/−脑室内万古霉素 20mg/d
单核细胞增生李斯特菌	氨苄西林 2~3g q4h 加庆大霉素 2mg/kg q8h
革兰氏阴性菌（假单胞菌除外）	头孢曲松加庆大霉素 1.5mg/kg q8h,粒细胞输注治疗后中性粒细胞减少

续表

病原体	治疗方案和替代方案（静脉途径，除非另有说明）
铜绿假单胞菌	头孢他啶2g q8h 或头孢吡肟2g q12h 或美罗培南2g q8h
星形奴卡氏菌	磺胺嘧啶8~12g/d
病毒	
单纯疱疹（脑炎）	阿昔洛韦10~12mg/kg q8h
水痘带状疱疹（脑炎、皮肤病）	阿昔洛韦10~12mg/kg，q8h；或伐昔洛韦1000mg，口服每日2次，10天；或泛昔洛韦500mg，口服每日3次，10天；或阿昔洛韦200mg，口服每日5次，10天
HHV 6，A型和B型	膦甲酸60mg/kg q8h
巨细胞病毒	更昔洛韦5mg/kg q12h+膦甲酸
爱泼斯坦-巴尔病毒（PTLD）	阿昔洛韦10mg/kg，q8h
肠道病毒	普乐康那利200mg，口服每日3次，连续7天
真菌	
新型隐球菌	两性霉素B 0.7mg/kg/d，然后是氟康唑400~800mg/d或两性霉素B脂质体5mg/kg/d，连续2周 +氟胞嘧啶150mg/kg/d治疗6周 伊曲康唑400mg/d可替代氟康唑
曲霉菌属	两性霉素B 0.8~1.25mg/kg/d，或两性霉素B脂质体+以上提到的三种药物
毛霉菌科	伊曲康唑600~800mg/d 4d，或两性霉素B脂质体5mg/kg/d，或两性霉素5mg/kg/d+外科清创术
念珠菌属	两性霉素0.7~1.0mg/kg/d+氟胞嘧啶25mg/kg每日4次

病原体	治疗方案和替代方案(静脉途径,除非另有说明)
荚膜组织胞浆菌	两性霉素 0.7~1.0mg/kg/d+伊曲康唑 400mg/d 抑制治疗
球孢子菌免疫炎	氟康唑 800mg/d,或伊曲康唑 400~600mg/d 或伏立康唑 400~600mg/d
寄生虫	
弓形虫	磺胺嘧啶 1.5~2g,每日 4 次,乙胺嘧啶 100~200mg 口服负荷后 75~100mg 每日口服+叶酸 10~50mg 每日口服

（四）预防与康复

1.接受造血干细胞移植患者

移植前中性粒细胞减少期是医院获得性和从宿主组织获得性感染的高风险期，假丝酵母菌等菌血症高发；移植后1~6个月是CNS感染风险最大时期，随中性粒细胞数量增加，细菌感染风险降低，但机会性真菌、寄生虫、疱疹病毒和巨细胞病毒感染风险增高；移植后6个月至更久，持续大剂量免疫抑制患者，仍有CNS感染风险，且要警惕弓形虫感染。

2.脑瘤患者

手术后经血源性、耳源性或鼻窦性播散，细菌性脑膜炎风险最大；有植入物患者，凝固酶阴性葡萄球菌和金黄色葡萄球菌感染概率更高；非手术患者在化疗期间并发感染风险可能会增加，还需防治隐球菌及单纯疱疹病毒感染。

七、副肿瘤性神经疾病

副肿瘤性神经疾病（Paraneoplastic Neurological Disorder，PND）是指一组由肿瘤引起的广泛异质性神经障碍症候群。总体不到1%患者会出现PND。发生率前三位的依次是胸腺瘤（30%）、恶性浆细胞瘤（5%~15%）和小细胞肺癌（3%）。恶性肿瘤复发时也可能出现PND。

（一）发病机制

目前所知，PND可能源于自身免疫反应。肿瘤与神经系统表达有相同特异性抗原，肿瘤细胞凋亡后释放的肿瘤抗原通过抗原呈递细胞传递给T细胞，从而导致一种抗原特异性抗体或细胞介导的自身免疫反应。这种自身免疫反应分两种，一种针对神经受体或细胞表面抗原，另一种针对细胞内抗原。

（二）临床表现

PND可累及神经系统各个部位，包括中枢神经、周围神经、神经肌肉接头、肌肉及眼等，临床表现也非常复杂。

1. 累及 CNS 的副肿瘤综合征

指肿瘤患者中枢神经系统受累的一组疾病，病变可累及颞叶和边缘系统（边缘叶脑炎）、脑干（脑干脑炎）、小脑（亚急性小脑变性）、脊髓（脊髓炎）、背根神经节（亚急性感觉神经元病）和自主神经系统（自主神经病）。当多部位受累时称副肿瘤性脑脊髓炎（Paraneoplastic Encephalomyelitis，PEM），主要累及一个区域的称为局灶性脑炎。

（1）副肿瘤性小脑变性（Paraneoplastic Cerebellar Degeneration，PCD）是最常见和最具特征的 PND，占所有抗体相关 PND 的 37%。常表现为急性起病的恶心、呕吐、头晕和轻度步态共济失调。随后在几周或几个月内迅速发展为四肢和躯干共济失调、构音障碍、吞咽困难、强直性眼球震颤和复视。常见于肺癌、乳腺癌、卵巢癌、子宫内膜癌或霍奇金淋巴瘤。小脑综合征可发生在原发肿瘤确诊之前。

（2）副肿瘤性边缘叶脑炎（Paraneoplastic Limbic Encephalopathy，PLE）常表现为困惑、易怒、睡眠障碍、抑郁、躁动、焦虑、幻觉、短期记忆障碍、痴呆和部分复杂癫痫，在数天到 12 周内亚急性进展。

（3）脑干脑炎（Brainstem Encephalitis），脑干受累包括眼球震颤、复视、眩晕、通气功能障碍、构音障碍、吞咽困难、凝视障碍、亚急性听力减退、面部无力、面部麻木。

（4）脊髓炎（Myelitis），主要表现为下运动神经元体征：痉挛、感觉丧失。涉及脊髓后柱功能及颈髓节段可能出现呼衰，甚至死亡。约25%出现自主神经系统功能障碍，如体位性低血压、胃轻瘫、肠功能障碍、心律失常、多汗、瞳孔异常、光刺激、出汗异常、神经源性膀胱和阳痿。PEM与自身抗体相关，主要是抗-Hu抗体，其他包括抗-Ta、抗-Ma、抗-CV2/CRMP5、抗-Zic抗体，以及不常见抗双载蛋白抗体、ANNA-3和浦肯野细胞抗体PCA-2。脑脊液异常表现是轻度淋巴细胞增多、蛋白升高、寡克隆带及IgG增加。MR在症状区域可见FLAIR像和/或T2加权像信号异常，与抗-Ma2抗体相关边缘叶脑炎在强化像上有异常增强。多数脑脊髓炎和副肿瘤性局灶性脑炎对任何治疗反应都很差，但边缘叶脑炎可随肿瘤治疗而改善，类固醇控制病情能起次要作用。

2.累及周围神经系统的副肿瘤综合征

（1）斜视性眼阵挛-肌阵挛（Opsoclonus-Myoclonus），眼球不自主、无节律、无固定方向的高振幅集合性扫视运动。常间歇性发作，严重时，则为持续性发作。常伴肌阵挛、构音障碍、躯干性共济失调、眩晕等。半数以上患儿合并神经母细胞瘤，成年则20%患恶性肿瘤。

（2）僵人综合征（Stiff-person Syndrome，SPS）特征为中轴部位肌肉波动性强直，激动肌和拮抗肌同时收缩。首先是躯干下部和下肢，继而发展至肩部、上肢和颈部。情绪、听觉或躯体感觉刺激会引发疼痛性痉挛。睡眠及全身或局部麻醉后强直可消失。电生理检查常可观察到僵硬肌肉运动单元的持续活动，且可用地西泮缓解。

（3）副肿瘤性感觉神经元病（Paraneoplastic Sensory Neuronopathy），约占所有亚急性感觉神经元病20%。以感觉逐渐缺失为特征，初始症状常不对称或为多灶性，振动觉和本体感觉最明显，常有痛觉障碍，四肢、胸部、腹部和面部都可能受到影响，上肢是大多数发病部位。部分还有听力丧失和自主神经病变，并伴胃肠假性梗阻。70%~80%由肺癌所致，小细胞肺癌最多见，常有抗-Hu抗体。

（4）副肿瘤性神经病变（Paraneoplastic Neuropathies），常是进行性周围神经病变，常致轻到中度感觉、运动障碍。可同时表现出轴突变性和脱髓鞘特征。常见于肺癌和乳腺癌。浆细胞和淋巴细胞恶性肿瘤伴发的感觉运动神经病变通常表现出与慢性炎症性脱髓鞘神经病变相似特征。

（5）神经及肌肉血管炎（Vasculitis of the Nerve and Muscle），多见于老年男性，亚急性起病，对称或不对称痛性多发感觉运动神经病变，少数可表现为多个单神经病变，常见于小细胞肺癌和淋巴瘤。可见抗-Hu抗体。

3.累及神经肌肉接头的副肿瘤综合征

（1）兰伯特-伊顿肌无力综合征（Lambert-Eaton Myasthenic Syndrome，LEMS）亚急性起病，通常表现为近端肢体无力，主要累及下肢。可伴肌痛和感觉异常。少数会出现短暂延髓症状，包括复视、上睑下垂或吞咽困难。可出现自主神经症状如干眼症、口干症、阳痿、直立性低血压等。LEMS有典型电生理模式，在静止状态下可见小幅度复合肌肉动作电位，低频率刺激（2~5Hz）可少量波幅递减，在高频率刺激（20Hz或更高）时波幅至少增加100%。P/Q型VGCC抗体是LEMS中最常见抗体。

（2）重症肌无力（Myasthenia Gravis，MG）典型症

状是虚弱和肌肉疲劳，休息后改善，运动后加重。早期有明显眼轻瘫，局限于眼外肌和眼睑肌，表现为上睑下垂和复视。MG是一种突触后神经肌肉传递障碍性疾病，通常有抗-AChR抗体，也可表达MuSK抗体。多数MG患者有胸腺上皮瘤（胸腺瘤或胸腺癌），少数合并其他肿瘤如甲状腺肿瘤、小细胞肺癌、乳腺癌和淋巴瘤。

4.累及肌肉及眼的副肿瘤综合征

（1）副肿瘤性皮肌炎（Paraneoplastic Dermatomyositis）与非瘤性皮肌炎类似，表现为伴水肿的眼睑紫斑和指关节红斑病变，亚急性发作的近端肌无力和肌痛。常见皮肌炎相关肿瘤有乳腺、肺、卵巢、胰腺、胃、结肠肿瘤，以及霍奇金淋巴瘤。

（2）副肿瘤性视觉综合征（Paraneoplastic Visual Syndromes）有三种特征性表现。肿瘤相关的视网膜病变（Cancer-Associated Retinopathy）表现为双侧视锥细胞和视杆细胞功能障碍，光敏性、视力和色觉进行性丧失，中央和环形盲点及夜盲症等，多见于小细胞肺癌。黑色素瘤相关视网膜病变（Melanoma-Associated Retinopathy，MAR）见于转移性皮肤黑色素瘤患者，表现为急性发作闪光等幻觉、夜盲症，以及轻度周边视野缺损。

副肿瘤性视神经炎（Paraneoplastic Optic Neuritis）主要发生在PEM患者，非常罕见，常表现为亚急性无痛性双侧视力丧失，眼底镜检查可发现视神经乳头水肿。抗-CV2/CRMP5和抗-Hu抗体与副肿瘤性视神经炎相关，小细胞肺癌是最常见相关肿瘤。

（三）诊断

PND诊断属排除诊断，因肿瘤本身或其治疗所致神经系统并发症更常见，如转移、代谢和营养缺陷、感染、脑血管疾病、凝血障碍及化疗和放疗所致神经毒性等。在除外以上原因外，有神经系统症状的肿瘤患者，应考虑为PND。诊断PND很少需脑活检。如怀疑有肿瘤，或临床、脑脊液和MRI发现异常，可考虑对MRI或FDG-PET识别的异常区域进行活检。支持PND异常表现包括单核细胞浸润、噬神经结节、神经元变性、小胶质细胞增殖和胶质增生，但无特异性。国际专家小组2004年给出的诊断标准如下。

明确是PND的诊断标准如下。

1）有典型综合征；神经系统疾病诊断的5年内有肿瘤病史。

2）有非典型综合征，在经肿瘤治疗（不含免疫治疗）后，消退或显著改善；该综合征不易自发缓解。

3）有非典型综合征；有肿瘤神经抗体（特异或非特异）；神经系统疾病诊断5年内有肿瘤病史。

4）有神经系统综合征（典型或非典型）；有特异性肿瘤神经抗体（抗-Hu抗体，抗-Yo抗体，抗-CV2抗体，抗-Ri抗体，抗-Ma2抗体，抗-amphiphysin抗体）；无肿瘤病史。

可疑是PND的诊断标准如下。

1）有典型综合征；无肿瘤神经抗体；无肿瘤病史，但有患肿瘤潜在高风险。

2）有神经系统综合征（典型或非典型）；有部分特异性肿瘤神经抗体；无肿瘤病史。

3）有非典型综合征；无肿瘤神经抗体；2年内有肿瘤病史。

（四）治疗流程

PND治疗目标是防止出现永久性神经功能缺失或死亡。由于PND进展迅速，抗体检测需一定时间才能完成，推荐开始经验性治疗。

治疗针对神经受体或细胞表面抗原的PND时，一线治疗应包括静注甲基泼尼松龙，1000mg/d，持续3~5天。

进一步治疗是血浆置换和/或静注免疫球蛋白。血浆置换每隔一天交换5~7次，而静注免疫球蛋白剂量为2g/kg，分3~5天输注。需要注意，血浆置换应在注射免疫球蛋白前进行，因为血浆置换过程会清除先前应用的IgG。如疗效不佳，其他治疗方案包括利妥昔单抗静脉内给药（初始剂量为1000mg，如耐受14天后再次给药1000mg，然后每6个月一次1000mg维持）和环磷酰胺（剂量为500~1000mg/m^2，每月一次）。

针对细胞内抗原的PND治疗更加困难。皮质类固醇、血浆置换、静注免疫球蛋白、利妥昔单抗和环磷酰胺常疗效有限。以针对淋巴细胞系（B细胞和T细胞）的治疗作为首选，包括环磷酰胺、霉酚酸酯和硫唑嘌呤。当PND进展迅速和严重时，应考虑静注或口服环磷酰胺。其他治疗选择还有他克莫司、西罗莫司和人绒毛膜促性腺激素。

八、慢性肿瘤疼痛综合征

（一）发病机制

慢性癌痛综合征具特殊疼痛特点，以及与基础疾病或其治疗相关体征，与不同病因学和病理生理学有关。30%~60%的患者会感到疼痛，其中超2/3患者为肿瘤恶化，大多数直接由肿瘤引起。疼痛降低生活质量，造成身体功能与社交障碍，且产生心理问题，干扰患者的饮食、睡眠、思考、社交能力，产生疲劳感。躯体疼痛比神经疼痛或内脏疼痛更常见，骨痛和神经结构受压是最常见原因，15%~25%慢性癌痛是手术、化疗、放疗的副作用。

（二）临床表现

1.骨痛

骨转移是引起肿瘤患者慢性疼痛的最常见原因，最常见于肺癌、乳腺癌和前列腺癌，由肿瘤直接浸润骨性结构引起。脊柱骨转移最常见于胸椎，项部或枕部疼痛是寰枢椎破坏或齿状突骨折的典型表现，C7或T1椎体浸润可能导致肩胛间区疼痛，T12或L1椎体病变可致同侧髂嵴或骶髂关节疼痛，骶骨破坏引起放射至臀部、会阴或大腿后部的严重疼痛，坐着或平躺时加剧，站立或行走时缓解。肿瘤造成硬脊膜外压迫时首发症状是背部疼痛。骨盆和髋关节转移癌累及骨盆，可在行走和负重时引起偶发性疼痛。肿瘤累及髋臼或股骨头导致髋关节综合征，发生髋关节局部疼痛，并因髋关节负重和活动而加重。肥大性肺性骨关节病是一种副肿瘤综合征，包括杵状指、长骨骨膜炎及偶发的类风湿样多关节炎，多见于非小细胞肺癌。

2.内脏疼痛综合征

内脏疼痛综合征系病变累及胃肠道或泌尿生殖道的空腔脏器、实质脏器、腹膜或腹膜后软组织。广泛肝内转移或与胆汁淤积相关，严重肝肿大可引起肝扩张综合征，表现为右侧肋下区不适、右侧颈肩部或右侧肩胛区牵涉痛。病变累及上腹部腹膜后可造成中线部腹膜后综合征，疼痛发生在上腹部、胸背部下方，为广泛性难以定位的钝痛和刺痛，卧床时加剧，坐起时缓解。肠梗阻症状主要由于肿瘤引起机械性梗阻，表现为持续性疼痛和绞痛，伴呕吐、厌食和便秘。腹膜转移癌多见于腹部或盆腔肿瘤的种植性转移，可引起腹膜炎、肠系膜栓塞、恶性粘连以及腹水，疼痛和腹胀是最常见症状。结直肠、女性生殖道、远端泌尿生殖系统肿瘤引起恶性会阴疼痛，疼痛呈持续性，久坐或站立时加剧。肾上腺转移瘤（在肺癌中常见）可导致肾上腺疼痛综合征，出现单侧腰痛，可并发出血，导致严重腹痛。小骨盆内的肿瘤压迫或浸润常引起输尿管梗阻，常见于宫颈癌、卵巢癌、前列腺癌和直肠癌，疼痛可伴或不伴输尿管梗阻，梗阻时表现为典型侧腹部慢性不适钝痛，辐射到腹股沟区或生殖器。卵巢癌疼痛发生在下腰部或腹部。肺门肿瘤患者的疼痛发生在胸骨或肩胛骨，上叶或下叶肿瘤分别累及肩部和下胸部。内脏肿瘤非创伤性破裂可致突发严重腹部或腰部疼痛，在肝细胞癌和其他肝转移癌中最为常见。带蒂内脏肿瘤扭转可产生痉挛性腹痛。

3.头痛与面部疼痛

肿瘤患者头痛和面部疼痛最常见原因有颅内肿瘤、软脑膜转移瘤、颅底转移瘤和颅神经痛。颞骨、颞下窝的转移瘤可导致耳痛，牵涉性耳痛可见于肿瘤累及口咽或下咽部。视力模糊和眼痛是脉络膜转移瘤两种最常见症状。慢性眼痛与骨性眼眶、眶内结构肿瘤转移有关。单侧面部疼痛可能是同侧肺肿瘤牵涉痛。面部皮肤鳞癌由于广泛侵犯周围神经而引起面部疼痛，霍奇金淋巴瘤患者可出现类似于偏头痛症状。头痛可伴发脑梗死或脑出血，原因可能是矢状窦阻塞或播散性血管内凝血。

4.累及周围神经系统的神经性疼痛

累及周围神经系统的神经性疼痛包括疼痛性神经根病、神经丛病、单神经病变或周围神经病变。神经根性疼痛是硬膜外和软脑膜肿瘤转移的一个重要表现。疱疹后遗神经痛在肿瘤人群中的发生率是普通人群的两到三倍。肿瘤浸润或对局部肿瘤的治疗（包括手术切除或放疗）会损伤颈丛、臂丛或腰骶神经丛，引起疼痛。

5.肿瘤治疗相关的慢性疼痛综合征

（1）化疗后疼痛并发症

化疗诱导的周围神经病变典型表现为手和/或脚的疼痛性感觉异常，伴轴突病变的恒定体征，包括"袜子、手套"样感觉丧失、虚弱、反射减退和自主神经功能障碍，为持续烧灼痛或刺痛，因接触而加重。骨髓移植后大剂量化疗可导致股骨头或肱骨头缺血性坏死，骨质坏死为单侧或双侧，累及股骨头最常见，常引起髋关节、大腿或膝盖疼痛，肱骨头坏死表现为肩部、上臂或肘部疼痛，运动时加重，休息时缓解。

（2）慢性手术后疼痛综合征

慢性疼痛是乳腺癌手术常见后遗症，最常见于腋窝淋巴结清扫术后，表现为局限于手臂内侧、腋窝和前胸壁紧缩样和灼烧样不适感，疼痛区常有部分区域感觉丧失。根治性颈淋巴清扫术损伤副神经（CN XI）常引起肩部疼痛。开胸术后疼痛最常见原因是病变局部复发和感染。幻肢痛综合征由截肢导致，呈持续性或阵发性疼痛，常伴感觉异常。乳房幻觉痛，常从乳头开始，继之扩散到整个乳房，疼痛性质多变。行直肠腹会阴切除术的患者会出现直肠幻觉痛综合征。截肢后数月至数年，手术瘢痕处会出现残肢痛，呈灼烧感或刺痛，因运动或压力而加重。骨盆底手术创伤可致残留骨盆底肌痛。

（3）慢性放疗后疼痛综合征

放射治疗引起的慢性疼痛常发生于晚期肿瘤患者。接受腹部或盆腔放射治疗的患者，会出现迟发性并发症慢性肠炎和直肠结肠炎。盆腔器官肿瘤的放疗可导致慢性放射性膀胱炎。乳腺癌患者放疗后可出现淋巴水肿，表现为手臂疼痛和紧缩感。前列腺癌患者近距离放疗可产生射线相关慢性盆腔疼痛综合征，排尿或盆腔压力升高时加重。放射性骨坏死是放疗的晚期并发症，闭塞性动脉内膜炎导致的骨坏死可产生局部疼痛。

（三）诊疗流程

治疗前要根据病史、体征、体格检查及 CT、MRI、B 超、放射性核素骨扫描等检查结果，并结合疼痛部位和可能病因进行整合评估，做出准确诊断，特别需要与肿瘤复发导致的疼痛相鉴别。治疗要采取合理且有序的阶梯治疗方案，首选低致残率和廉价的非侵入性方法。遇到疑难肿瘤疼痛患者，强烈建议多学科会诊，参与者包括肿瘤科医师、舒缓治疗科医师、麻醉科医师、神经外科医师、精神科医师等，制定合理的治疗策略。

1.病因治疗

直接治疗疼痛病因，手术、放疗或化疗可能缓解肿瘤浸润产生的疼痛；感染引起的疼痛可通过抗生素治疗或引流来缓解。放疗可有效治疗硬脊膜外肿瘤、骨转移瘤疼痛，以及脑转移瘤引起的头痛。外科手术可缓解空腔脏器阻塞、骨结构不稳定和神经组织受压。射频消融术造成肿瘤的凝固性坏死，可显著减轻癌痛，用于骶前和盆腔肿瘤复发、骨样骨瘤、疼痛性胰源肾和肾上腺肿瘤以及疼痛的骨转移瘤（包括椎体转移）。甲基丙烯酸甲酯椎体成形术和髋臼成形术可固化和稳定溶骨性病变，可缓解疼痛，恢复脊柱和髋臼稳定性。

2.合理应用阿片类药物

控症治疗应从阿片类药物开始。选择阿片类药物要考虑到疼痛强度、药代动力学和剂型，以及药物副作用等。中度疼痛常用含对乙酰氨基酚或阿司匹林加可待因、二氢可待因和丁丙诺啡片等组合药物。强烈疼痛常用吗啡、氢吗啡酮、芬太尼或美沙酮治疗。鞘内给药比硬脊膜外疗效更佳，脑室内应用小剂量阿片类药物（特别是吗啡）具长期镇痛作用。阿片类药物反应性个体差异巨大，应逐步增量来缓解疼痛。减少阿片类药物剂量会减少副作用，非甾体类抗炎药物与阿片类药物具协同作用。

3.应用辅助镇痛药

辅助镇痛药分为四类。①多用途辅助镇痛药：糖皮质激素是使用最广泛的多用途辅助镇痛药，使用最多的是地塞米松。外用局麻药可用于治疗皮肤和黏膜疼痛。②神经性疼痛的辅助镇痛药：抗抑郁药物（如阿米替林）常用于治疗持续性神经性疼痛，地昔帕明副作用较少。抗惊厥药物加巴喷丁具镇痛作用与良好的耐受性。③用于治疗骨痛的辅助镇痛药：骨痛常需联合用药，重症患者应使用糖皮质激素。双磷酸盐、锶-89可有效缓解疼痛。④用于内脏疼痛的辅助镇痛药：盐酸奥昔布宁可缓解膀胱痉挛疼痛，其他辅助治疗包括医用大麻、针灸和按摩疗法。

4.神经消融技术

腹腔丛神经消融可治疗上腹部内脏肿瘤浸润引起的疼痛，包括胰腺、腹膜后的上部、肝脏、胆囊和近端小肠。下腹部神经丛上部苯酚消融术可缓解由降结肠、直肠和下泌尿生殖系统结构引起的慢性癌痛。奇神经节（Walther神经节）的神经消融可缓解直肠、会阴或阴道内脏痛觉。背侧感觉根进行单节段或多节段性破坏手术切除或消融可治疗由于肿瘤侵袭躯体和神经结构引起的胸壁疼痛和顽固性上肢、下肢、骨盆或会阴疼痛。顽固性单侧面部或咽部疼痛可接受三叉神经消融（半月神经节阻滞）或舌咽神经消融；涉及舌或口底的单侧疼痛可通过蝶腭神经节阻滞治疗；肋间或椎旁神经消融是胸壁疼痛患者神经根切断术的替代方法；单侧肩痛可接受肩胛上神经消融；臂丛神经消融可缓解臂痛。前外侧脊髓丘脑束被消融使对侧痛温觉丧失，常适用于躯干或下肢出现严重单侧疼痛的患者。

5.镇静疗法

镇静疗法可充分缓解难治性疼痛，药物包括神经抑制剂、苯二氮䓬类药物、巴比妥类药物和异丙酚等。

第四章

放疗相关神经损伤

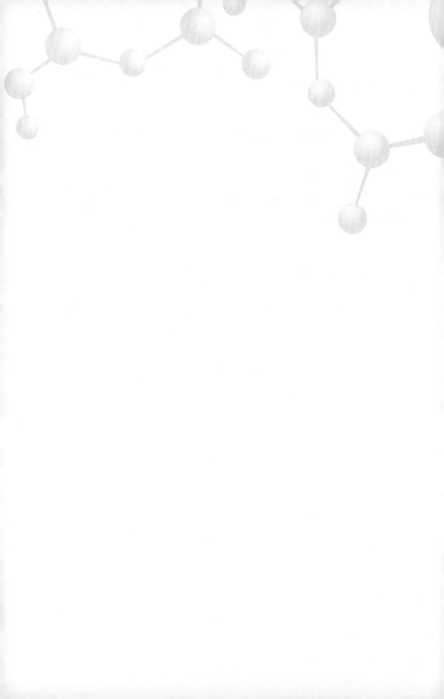

放疗是恶性肿瘤主要治疗手段之一，其中CNS恶性肿瘤及头颈部恶性肿瘤受制于重要功能器官解剖结构限制，手术难以做到根治切除，术后患者常需要放疗，无法手术者要行根治性放疗。高剂量照射对神经系统有不同程度损伤，主要包括脑、脊髓、外周神经、下丘脑-垂体内分泌轴及脑血管损伤。

一、损伤机制

放射性脑损伤（Radiation Induced Brain Injury，RIBI）指经放疗后引起的脑组织损伤，并在多种因素联合作用下导致神经元、神经胶质细胞变性、坏死而引发CNS疾病。脱髓鞘是RIBI典型病理改变，少突胶质细胞死亡是脱髓鞘的主要原因。脑组织的中、小血管管壁增厚，淀粉样变性、透明变性和纤维素样坏死，内皮增生，血栓形成，最后可致血管腔闭塞。血脑屏障通透性增加，血管周围水肿和血管萎缩，微循环障碍影响血流和能量供应，从而导致缺血或代谢障碍，表现为脑组织缺血和不可逆性坏死。

放射性脊髓损伤中，白质最易受累，少突胶质细胞和血管内皮细胞最易损伤。急性放射性脊髓损伤病理学改变主要为白质脱髓鞘改变。在动物实验中发现照射5~

10Gy后可出现暂时性少突胶质前体细胞凋亡，后逐渐出现成熟少突胶质细胞减少以及髓鞘脱失，之后随着少突胶质细胞增加及髓磷脂合成恢复正常，症状逐渐消失。血管内皮细胞与少突胶质细胞损伤共同参与迟发放射性脊髓病发生。血管变化常发生较晚，常在照射后1年以上出现。血管变化包括毛细血管扩张、血管周围纤维化和炎症、水肿和纤维蛋白渗出、红细胞停滞和渗漏、血管闭塞和血栓形成。

放射性周围神经损伤的发病机制仍未明确，多数认为主要与两个机制有关：一是放射线对神经组织直接造成损伤；二是神经周围组织纤维化和神经营养血管损伤导致神经组织损伤。照射引起血管内膜和内膜下细胞增生，使血管纤维化而造成神经干供血不足。放疗也可影响周围组织，引起水肿和纤维组织增生，从而绞窄神经引起广泛脱髓鞘和轴索退变。放射性外周神经损伤急性期改变发生在照射后数天之内，包括生物电改变、酶变化和血管通透性改变。随后可观察到神经脱髓鞘和轴突缺失，此时神经损伤大多可逆。慢性期改变出现在照射后数月至数年，表现为小动脉坏死和玻璃样变性，神经纤维被纤维组织代替，神经束膜和外膜增厚。纤维化的发生进一步绞窄神经，造成继发性脱髓鞘，神经膜细胞与内皮细胞损伤。周围结缔组织纤维化，可加重神经轴突皱缩和神经纤维改变。结缔组织中还可见大量炎性细胞、成纤维细胞和各种细胞外基质成分浸润。轴突和髓鞘的丧失，加上血管损伤出现，表明血管损害在放射性神经病变中的作用。

放射性内分泌损伤主要是指下丘脑-垂体轴（Hypo-thalamic-Pituitary Axis，HPA）损伤。由于下丘脑是人体神经内分泌中心，垂体则是人体内最重要的内分泌腺，分泌多种激素以调控其他内分泌腺分泌。HPA接受高剂量照射（>50Gy）时垂体功能减退主要由垂体本身的放射损伤所致，在对接受过高剂量照射的垂体进行组织病理学分析时，可见受照射区域明显纤维化、鳞状化生及线粒体损伤等放疗后改变。放疗后垂体功能减退可能与垂体和下丘脑放射性损伤存在相关性，但各激素轴在不同剂量下损伤具体机制尚待研究。

二、临床表现

（一）放射性脑损伤

一般认为RIBI与脑部照射时年龄、生存时间、照射剂量、照射体积、分割方式及是否联合化疗相关。损伤包括急性和迟发性损伤。急性损伤指发生在放疗期间和结束后90天内出现的症状，包括需要皮质类固醇治疗的神经系统改变、癫痫发作、昏迷和瘫痪。迟发性损伤指放射结束90天后出现的症状，如头痛、嗜睡、严重中枢神经系统功能障碍，部分患者丧失感觉、运动障碍和昏迷。

RIBI诊断主要依据既往脑部照射史、相应症状，CT上表现为均匀的"指状"分布低密度灶，边缘较模糊，有轻中度占位效应，部分双侧不对称性病变或单侧病变可有脑室受压或扩大，中线向健侧移位，增强扫描无强化或轻微周边强化。MR表现为T1加权成像呈低信号，T2加权成像呈高信号，经典特征为"瑞士奶酪"和"肥皂泡"。前者特点是累及灰质和白质的广泛强化和坏死区混杂存在，后者是病变较局限的异质性增强，常伴一个坏死核。

RIBI应与肿瘤的颅内进展、放疗诱发脑肿瘤、出血性脑转移等鉴别，脑脓肿和颅内感染症状在实验室检查中易于鉴别。肿瘤和放射性坏死都会破坏血脑屏障，导致脑水肿，两者都会导致颅内高压，如何鉴别脑转移和放射性坏死常是临床难题。CT和常规MR难以鉴别，功能 MR 成像和特殊示踪剂的 PET 正被应用于临床。磁共振灌注成像（perfusion MRI，pMRI）：是通过静脉快速注射高浓度对比剂后进行的动态成像，以评价毛细血管床状态和功能。其主要指标有局部脑血容量（Relative Cerebralblood Volume，rCBV）、局部脑血流量（Regional Cerebral Blood Flow，rCBF）、平均通过时间（Mean Transistime，MTT）和对比剂峰值时间（Time to Peak，TTP）。测量局部脑血流量可提供病理血管信息，用于鉴别放疗反应、瘢痕或肿瘤复发。肿瘤复发患者 rCBV 高，放射性坏死灶由于缺乏新生血管，故 rCBV 明显低下。磁共振波谱（Magnetic Resonance Spectrum，MRS）通过定量检测脑内特定化合物含量而反映局部代谢状况和生化指标，主要代谢指标有：胆碱（Choline，Cho），N-乙酰天门冬氨酸（N-Acetyl-Aspartate，NAA），肌酸（Creatine，Cr），脂质—乳酸（Lip-Lac）。高水平 Cho 提示瘤细胞增殖时细胞膜磷脂合成增强，放射性坏死区域一般低水平 Cho。NAA 是神经元整合标志，由于神经元损伤，NAA 在瘤组织中和放射性坏死区域中减少，NAA 减少常发生在 Cho 或 Cr 变化之前。Cr 是细胞能量代谢指标，在多数情况下相当稳定，因此临床常用 Cho/Cr、

NAA/Cr 比率鉴别脑放射性坏死和肿瘤复发。但 MRS 不能精确判断放射性损伤和肿瘤复发同时出现的情况。PET-CT 可在分子水平反映脑损伤组织的生化改变和代谢状态，可以用于在形态学改变出现之前的早期诊断。目前较为常用的方法是利用 F 脱氧葡萄糖（F-FDG）、蛋氨酸（MET）等作为示踪剂以测定损伤组织的葡萄糖及氨基酸代谢情况。放射性脑坏死区域代谢率低于正常脑组织。

（二）放射性脊髓损伤

急性放射性脊髓损伤常发生在放疗结束 2~4 个月的潜伏期之后，潜伏期的长短与脊髓受的照射剂量成反比，可持续数月到 1 年，但常是可逆的。急性放射性脊髓损伤早期症状是轻微和非特异性的，包括单侧感觉异常、麻木、行动迟缓、下肢无力或本体感下降。特征性表现是 Lhermitte 征。迟发放射性脊髓损伤是最严重的放疗并发症之一，常是不可逆转的。临床症状根据受照射脊髓位置、面积和损伤程度的不同而变化。早期症状和体征可能是非特异性的，常包括本体感觉和/或温度觉减退、运动功能减退（通常起始于腿部）和行动笨拙、步态改变、大小便失禁等，这些症状会随着损伤进展而逐渐加重，最终导致偏瘫或瘫痪。如损伤发生在上颈部，可能会引起膈肌功能障碍，导致呼吸停止。高位脊髓损伤还可导致膀胱或肠道功能障碍。放射性脊髓损伤评价标准可采用SOMA分级或不良事件（CTCAE）v3.0的常规术语标准进行分类。建议使用（CTCAE）v3.0评估急性和延迟性脊髓损伤。

放射性脊髓损伤的临床诊断需符合以下特点：第一，照射野要经过脊髓，照射区域、剂量及发生症状时间相吻合；第二，临床符合放射性脊髓损伤表现，如大多数影响下肢或上、下肢同时受累，但很少单纯累及上肢；第三，排除其他可引起相同神经系统症状的病因，如脊髓外压性病变，髓内转移，副瘤综合征或联合其他治疗的毒性。

影像学中，MR用于放射性脊髓损伤的鉴别诊断有困难，可能是非特异性的。在症状出现后几周内进行MR检查，结果可能是正常的，也可表现为脊髓肿胀，并伴有T1加权低信号和T2加权高信号，部分病例存在增强。症状发展几年后，MR可表现为无信号异常的脊髓萎缩。这些信号转化反映了正常红骨髓向脂肪骨髓转化。PET-CT检查在放射性脊髓损伤诊断中也具一定作用。放射性脊髓损伤患者在行PET检查时表现为脊髓受照节段FDG摄取增高，这可能与脊髓受照节段内的炎症反应有关。

（三）放射性周围神经损伤

周围神经系统（Peripheral Nervous System）是相对于CNS而言的，是指脑和脊髓以外的所有神经结构，包括神经节、神经干、神经丛及神经终末装置，包括12对脑神经、31对脊神经和自主神经（交感神经、副交感神经）。根据其与中枢相连的部位和分布区域不同，常把周围神经系统分为三部分：①与脊髓相连的称脊神经，主要分布于躯干和四肢。②与脑相连的称颅神经，主要分布于头面部。③与脑和脊髓相连，主要分布于内脏、心血管和腺体的称内脏神经。放射性周围神经损伤是指外周神经的神经根、神经丛及神经干受到照射后所引起的并发症。不同部位周围神经放射性损伤，虽然具体临床表现各异，但大多都表现为不可逆、进行性加重的感觉运动等功能失调，最终功能完全丧失。难治、顽固、进行性加重的神经性疼痛是其突出特点。放射性周围神经损伤是与多因素相关的。研究表明，照射分割剂量越高、总剂量越大，越容易引起严重晚期放射损伤。另外，放射敏感性的遗传学差异及个体差异是比较容易被忽视的因素。

放射性周围神经损伤诊断的主要依据是：有损伤神经的照射史；数月至数年的无症状间歇期后出现缓慢的、进行性加重的神经支配区感觉运动功能失调，神经支配区功能丧失；一般损伤嗅神经可致嗅觉减退、丧失；动眼神经、滑车神经、外展神经共同支配眼球运动，受损伤时可致眼球运动障碍；损伤三叉神经时，可致面部感觉异常、缺失、咀嚼无力等；损伤面神经时，可致面部表情肌的麻痹，味觉减退、缺失；损伤听神经时，早期可致耳鸣、高频率声区的失听，晚期致听力下降及听力丧失，眩晕、呕吐、平衡等障碍；损伤舌咽神经、迷走神经时可致软腭及咽后壁感觉减退、缺失，饮水呛咳及声嘶；损伤副神经时，可致耸肩及转颈无力或不能，有时可致慢性手臂痛。视神经损伤的初始表现为视野缺损（中心暗点、旁中心暗点、象限性或颞侧偏盲）、突发无痛的单眼视力丧失，也可继发于短暂的发作性视力模糊。某些患者在数周或数月内出现对侧视力下降，眼眶周围及眶后疼痛，临床分为眼球前部充血性视神经损伤及球后部视神经损伤两种类型。放射肿瘤治疗协作组（RTOG）/欧洲癌症研究治疗组织（EORTC）对正常组织的晚期反应（Late Effects Normal Tissues，LENT）用主观、客观、处理、分析进行记录，简称SO-MA。中国卫生部2009年发布了GBZ 214-2009放射性神经系统疾病诊断标准（强制性国家职业卫生标准）。该标准规定了放射性脊髓损伤、放射性颅神经损伤的诊断及处理原则。临床肿瘤患者接受放疗所致神经系统损伤参照该标准使用。GBZ 214-2009放射性神经系统疾病诊断标准主要参考了RTOG/EORTC的SOMA分级标准及美国国立癌症研究所（NCI）的常用毒性标准3.0版，将分级标准改称分度标准，只保留主观性指标及客观性指标，未采纳其处理及分析项目，并将其适当修改作为放射性神经系统损伤的分度标准。

放射性周围神经损伤的鉴别诊断主要是结合CT、MRI、PET等辅助检查，需要排除损伤神经周围的肿瘤复发、转移及其他疾病，例如球后视神经炎、继发性空蝶鞍综合征、缺血性视神经病变等。然而，由于放射性周围神经损伤的临床表现为非特异性，往往患者在出现神经症状多年后也很难确认该症状系放射性损伤。

（四）放射性内分泌功能障碍

垂体借垂体柄与下丘脑相连，将神经调节与体液调节紧密结合。垂体由垂体前叶及垂体后叶组成。垂体远侧部和结合部称垂体前叶，受下丘脑上游激素的调节，可分泌生长激素（Growth Hormone，GH）、促甲状腺激素（Thyroid-Stimulating Hormone，TSH）、促肾上腺皮质激素（Adrenocorticotropic Hormone，ACTH）、卵泡刺激素（Follicular-Stimulating Hormone，FSH）和黄体生成素（Luteinizing Hormone，LH）。生长激素主要促进骨和软组织生长，后四种激素则分别促进甲状腺、肾上腺皮质和性腺分泌活动。垂体后叶包括中间部和神经部，可贮存和释放抗利尿激素。下丘脑释放的多巴胺为泌乳素（Prolactin，PRL）释放抑制因子，可通过多巴胺分泌负向调节垂体泌乳素释放。HPA接受放疗后内分泌异常的机制尚不完全明确。目前已知不同内分泌轴之间的放射敏感性存在差异。根据现有研究报道，生长激素轴最易发生放射损伤，其次分别为性激素轴、肾上腺皮质激素轴及甲状腺激素轴。影响放疗后HPA轴的主要因素包括放疗剂量、随访时间、年龄、性别及放疗模式。

颅脑及头颈部肿瘤放疗后最常见垂体功能障碍为生

长激素分泌不足。生长激素缺乏是儿童身材矮小的主要原因。发生生长激素缺乏的儿童及青少年患者中，约一半出现身材矮小、生长速度慢于同龄儿童等临床表现。年龄越小，受照剂量越高，出现身材矮小的风险越大，发病率随随访时间延长而持续增加。成年后生长激素缺乏可致身体成分改变，如脂肪成分增加、去脂体重减少、细胞外水分减少、血脂异常、骨密度降低等。临床多表现为疲劳、乏力、记忆力减退、注意力难集中、孤独感及性欲下降。血液中生长激素水平在一天不同时间内波动范围较大，因此单纯检测血液中生长激素水平并不足以客观反映生长激素分泌状况。胰岛素样生长因子-1（Insulin-Like Growth Factors-1，IGF-1）是反映生长激素轴功能一个更加可靠指标。此外，GHRH激发试验及胰岛素耐受试验中，正常生理状况下生长激素水平可升至大于 6 μg/L；激发试验中 GH 3~6 μg/L 为生长激素部分缺乏，小于 3 μg/L 则为严重缺乏。

儿童发生垂体功能减退累及性腺轴的风险为 3.5%~34%，风险随剂量和随访时间增加而提高。儿童性腺轴受累可能导致性腺功能减退或性早熟。低龄患者或受照剂量低可能与性早熟相关，性腺功能减退通常在放疗后

10年逐渐开始出现，表现为不容易受孕。对成年患者，非垂体肿瘤放疗后性激素水平降低比例为15%~82%，接受垂体肿瘤放疗患者风险则达15%~96%。长期随访中，有明显临床症状性腺轴功能减退发生率在20%~50%。表现为男性患者的睾酮水平常处于正常范围的下限，或是稍低于正常；女性则发生卵泡不能正常发育或不能正常排卵，初期表现为月经稀少，继而出现停经及雌激素水平降低等表现；在绝经女性中，促性腺激素水平低下多无明显临床症状，但通常绝经女性的促性腺激素水平升高，在放疗引起垂体功能减退时，促性腺激素水平并不升高。女性患者的血清FSH、LH及雌二醇水平低于正常下限可确诊，男性低睾酮、FSH及LH即可诊断为性腺轴功能异常。

放射引起的垂体功能减退很少引起ACTH缺乏继而引起皮质醇缺乏，常与其他下丘脑-垂体功能减退伴发，且发生较晚。儿童患者发病风险为9%~38%，下丘脑接受超过40Gy剂量可能是其发病的剂量阈值。成年患者ACTH水平处于正常与非正常的临界范围。部分患者ACTH缺乏同时导致肾上腺分泌雄激素缺乏。在一些女性患者中，雄激素缺乏可能导致情绪低落、焦虑或强迫性神经官能症等情绪特征，甚至敌对情绪。通过随机的血清皮质醇检测，大于540nmol/L则可排除该诊断，小于100nmol/L可诊断为肾上腺皮质功能减退。也可通过促肾上腺皮质激素类似物试验或胰高血糖素刺激试验来确诊。

照射HPA可由于促甲状腺激素释放激素分泌减少引起继发性甲减，或因颈部放疗直接损伤甲状腺细胞引起甲状腺激素水平下降。临床表现为体重增加、颜面部水肿、情绪低落和嗜睡等甲减症状。在接受全脑放疗的儿童患者中，TSH缺乏发生率为3%~5%。头颈部肿瘤治疗后长期生存的患者发生甲状腺功能低下的比例高达75%。血FT4降低伴或不伴TSH降低均可确诊甲状腺功能减退。

高泌乳素血症在儿童放疗后患者中非常少见，或多为亚临床表现，升高的泌乳素水平会逐渐趋于正常。在少部分成年患者中观察到轻度的高泌乳素血症，多发生于女性。临床可无明显症状，或表现为月经稀发或乳头溢液。治疗结束后数年内患者泌乳素水平通常回到正常范围内。正常的血泌乳素水平超过正常上限时可诊断。

三、治疗

（一）放射性脑损伤RIBI

激素作为RIBI的常规治疗药物已在临床广泛应用，主要通过抗炎和免疫抑制作用发挥其放射保护作用。特别是基线水平认知功能越差的患者接受激素治疗获益越大，越能减轻急性期放射损伤。但有关糖皮质激素使用剂量、疗程、时机等方面的意见目前尚未统一。由于炎症反应多在放疗后急性期内即可发生，有报道称血管紧张素转换酶抑制剂可以缓解放疗诱导的神经障碍和炎症反应。

既往放射性脑坏死的动物模型显示VEGF表达升高，导致血脑屏障功能进一步恶化和脑水肿。已有较多前瞻和回顾性研究显示抗VEGF单抗（贝伐单抗）可以减少血浆和水通过泄漏的脑毛细血管内皮进入细胞外间隙，从而快速减轻相关水肿和坏死体积。近期研究还发现抗VEGF的小分子TKI药物阿帕替尼也可较好缩小坏死水肿，改善脑部症状。但阻断VEGF药物缩小的主要是坏死灶周围的水肿，而坏死灶本身缩小的程度有限，并无修复逆转；而且停药之后，部分患者可能反弹。

神经生长因子（Nerve Growth Factor，NGF）是神经

系统最重要的生物活性分子。NGF对中枢和外周神经系统都有明显保护作用，可防止神经元凋亡和退化，促进受损伤神经元的功能修复和再生。有研究发现NGF能有效逆转鼻咽癌放疗后导致的颞叶坏死，毒性轻微。

神经节苷脂是一种复杂酸性糖脂，以较高浓度存在于中枢神经系统细胞中，是组成细胞膜的主要成分，主要位于细胞膜双分子层的外层。研究表明神经系统损伤后应用外源性单唾液酸四己糖神经节苷脂（GM1）后能够促进胆碱类和多巴胺类物质的活性，保护神经元免受退行性改变，从而促进神经功能修复，这就提示GM1对于CNS疾病或许有治疗作用。此外，一种选择性针对小胶质细胞分泌炎性因子的抑制剂（MW01-2-151SRM）可以缓解照射后神经炎症反应，并在照射后6及9个月认知功能障碍得到改善。

除药物治疗外，其他物理治疗包括高压氧治疗可提高组织氧分压，刺激VEGF生成，激发细胞及血管修复机制。高压氧能有效预防放射性脑损伤的发生。目前认为高压氧可作为与药物治疗同时进行的常规治疗方法。另外，也有研究发现神经干细胞移植有望减轻或改善实验动物认知功能的下降，但体外培养的神经干细胞因为传代过多而活力下降，生物学性状改变；移植神经干细胞后的安全性及功能恢复的评价标准尚无法确定。这些因素都限制了神经干细胞移植的临床价值，需要进一步研究。

（二）放射性脊髓损伤

放射性脊髓损伤主要处理是使用激素，但疗效有限。部分患者短时间内症状得到改善，这可能与减轻脊髓水肿有关。此外，联合应用肝素和华法林、高压氧治疗可能改善症状。近年来，血管活性药物治疗外伤性脊髓损伤取得一些进展，但对缓慢进展的放射性脊髓损伤作用较小。患者年龄大、脊髓功能损伤重、损伤平面高都是预后不良因素。

（三）放射性周围神经损伤

放射性周围神经损伤目前还无明确有效的治疗策略，以对症治疗及限制其诱发加重因素为主。由于疼痛明显，常需用到多种止痛药物，以非阿片类为主，如苯二氮䓬类、三环类抗抑郁药及抗癫痫药物。苯二氮䓬类药物可用于治疗感觉麻痹症状，膜稳定性药物（卡马西平）可减少类似于肌纤维颤搐的神经过度兴奋症状。另外，糖皮质激素用于治疗，一方面可减轻水肿、缓解神经受压和促进神经功能恢复；另一方面对成纤维细胞生长、增殖和Ⅲ型胶原合成有较强抑制作用；并通过降低成纤维细胞胶原合成酶水平而影响胶原合成，减轻组织纤维化。积极应用糖皮质激素控制急性炎症反应以减少炎症相关的纤维化范围及密度。常用皮质激素包括地塞米松、甲泼尼龙和泼尼松。对既往接受过手术的放射性周围神经损伤患者，神经松解术在理论上通过机械性分离手段，可减轻神经组织周围纤维化压迫，阻止病情发展，可能对早期病人有一定疗效，但对晚期病人，由于病情复杂、手术治疗难度大，效果欠佳。另外，额外手术操作可加重瘢痕形成、神经缺血等并发症，再次造成神经损伤，不但对缓解临床症状无任何帮助，反而有加重临床症状可能。因此，到目前为止手术治疗仍未被明确证明有效性。同样，高压氧治疗可减轻组织水肿、促进放疗后乏氧组织中新生血管形成，这可改善纤维化症状。最后，传统康复治疗包括针灸、电刺激、红外照射、功能锻炼等，在放射性神经损伤治疗中有利于改善局部血液循环，消除水肿，有一定保护神经功能及预防关节并发症发生的作用。治疗过程中应注意避免拉伸已经纤维化的神经丛，尤其是避免负重及伸展运动，否则可致突发性神经功能缺损。

（四）放射性内分泌功能障碍

内分泌功能障碍患者的治疗主要根据缺乏的激素，予以相对应补充。根据生长激素缺乏水平，儿童患者可给予$4{\sim}12\mu g/kg/d$外源性生长激素即可满足生理需要；对部分生长激素严重缺乏成人，可给予$150{\sim}300\mu g/d$的起始剂量，再根据临床需要加量至最大$1mg/d$。一般建议给予最小有效剂量。随年龄增长，生长激素需要量可逐渐减少，用药过程中应继续密切监测生长激素水平。生长激素过量可诱发肿瘤、颅内高压、增殖前期及增生期糖尿病视网膜病变，因此在给药剂量上应咨询有经验的内分泌科医师。对性腺损伤患者，若女性且未行子宫切除术可予雌激素和孕酮替代治疗，已行子宫切除术则只需予雌激素替代治疗。男性患者可给予经皮或肌内注射的睾酮行替代治疗。发生性早熟儿童，可给予GnRH拮抗剂治疗，一般不建议使用超过6个月，性质不明阴道出血及妊娠为用药禁忌。对ACTH缺乏儿童或成人患者，可每日分$2{\sim}3$次补充共计$15{\sim}25mg$氢化可的松。如患者处于情绪紧张、焦虑或处于感染或接受手术治疗等应激状态，补充剂量应加倍。对甲状腺功能减退患者，补充左旋甲状腺素片即可有效改善症状。但在继发性甲减患者，监测其肾上腺皮质功能非常重要，在甲减状态下，皮质醇清除率降低，继而导致血清皮质醇水平升高，在开始使用甲状腺素替代治疗后，血清皮质醇水平急剧降低，可能诱发肾上腺皮质危象。应注意在开始补充甲状腺素前补充皮质醇。对高泌乳素血症者，治疗可给予起始剂量每周 500μg 的多巴胺拮抗剂，并以每次增加 500μg 的剂量逐步加量至泌乳素水平达到正常。

四、预防与康复

（一）放射性脑损伤 RIBI

针对脑转移瘤、原发脑肿瘤以及脑部良性疾病的立体定向放疗相关脑坏死，近期 HyTEC 推荐单分次、三分次和五分次治疗情况下，脑组织正常限制剂量，为立体定向放疗提供脑损伤预防建议。另外，RIBI 中放射性颞叶坏死（Temporal Lobe Necrosis，TLN）临床研究较多，颞叶保护也更有证据支持。TLN 主要与剂量大、大分割、超分割放疗有关。目前鼻咽癌 IMRT 计划中颞叶单独勾画，国内外有较多的限制推荐：Dmax<68Gy、D1cc

<58Gy、绝对体积（aV40）<10%、占颞叶百分比（rV40）<5cc、D0.5cc<69Gy作为安全限量。除此之外，颞叶损伤与认知功能密切相关，有研究发现V45<15.1cc将有助于限制其坏死体积，保护认知功能。需注意的是，上述研究结论很大程度上受患者水平、放疗方案、颞叶范围定义乃至随访时间异质性影响，更为确切的颞叶剂量限制还待进一步研究。

另外，全颅照射引起的神经认知功能损伤也越来越受到关注，海马区受照剂量与认知功能下降存在线性关系。海马区域40%的生物等效剂量大于7.3Gy（即2.0Gy/f）时，就会出现认知功能缺陷。因此，全脑放疗时保护海马具重要意义。经典RTOG0933研究应用IMRT将海马回剂量限制在9Gy内，最大剂量小于16Gy，明显降低认知损伤。同时全脑放疗时口服美金刚，可降低认知功能损伤。目前对RIBI预防，重点在于提高照射技术，使用先进照射规划技术来治疗患者，以尽量减少正常脑组织受照射剂量及体积。尽管质子重离子理论上具保护正常组织优势，但仍缺乏能证明其应用降低脑组织损伤的随机数据。

（二）放射性脊髓损伤

脊髓损伤的预防最为关键，在精确调强放疗以及体部立体定向放疗的过程中，脊髓需要明确定义。脊髓定义常包括脊髓外扩2~3mm、硬脊膜及其内容物。此外，一些研究会在靶区上下多勾画6mm脊髓作为危及器官的体积。目前脊髓剂量限制主要基于QUANTEC研究结果。在常规放疗临床实践中常用的脊髓最大剂量是50Gy或更保守的45Gy。尽管脊髓剂量限值很低，但考虑到放射性脊髓损伤一旦发生会对患者生活质量产生严重影响。另外，对儿童、联合化疗或存在脊髓压迫的患者剂量限值应在不影响放疗疗效前提下尽量降低脊髓照射剂量，减少出现放射性脊髓损伤风险。随着二次放疗临床应用越来越多，如初次治疗接受较低的照射剂量和具有更长治疗时间间隔的患者，可接受较高再次治疗剂量。与传统二维放疗相比，立体定向放疗具有单次照射剂量大、脊髓中剂量分布不均匀的特点。常规放疗脊髓剂量限值在立体定向放疗中并不适用。已有研究结果表明对小体积脊髓可接受高剂量照射，而大体积脊髓只能接受小剂量照射。

（三）放射性周围神经损伤

由于放射性神经损伤目前无理想治疗办法，故预防极其重要。严格把握放疗适应证，对需放疗病人，要根据具体情况，采用个体化、合理化放射剂量和照射靶区，尤其在重要神经走行生理性狭窄部位。照射野每次分割剂量尽量不超过2.5Gy。对接受放疗的病人，采用先进放疗仪器及新型放疗方法。减少不必要照射，加强防护。另外由于患者对早期神经系统感觉运动障碍警惕性不高，加之放疗后有数月至数年无症状期，临床医生对该病认识不清，待患者出现典型症状到专科医院就诊时，多已中晚期，治疗困难且效果极差。因此，有必要建立对放疗病人定期随访制度，提高临床医生对该病认识。凡有放疗病史者，应定期到专科门诊复查，每位可疑病人都接受神经病学专家检查，以防漏诊、误诊，并早期发现、早期诊断、早期治疗。

（四）放射性内分泌功能障碍

减少下丘脑及垂体照射是预防放射性垂体功能减退关键。鼻咽癌的研究发现，对垂体保护可在不影响肿瘤控制率情况下明显降低放射引起的垂体功能减退。中颅窝肿瘤，对垂体保护则可能以牺牲肿瘤控制率为代价。采用更精确影像学技术可能降低照射体积，从而减小HPA受照剂量。目前已广泛开展的适形性更好的三维适形放疗及调强放疗，与常规放疗相比已可明显降低垂体及下丘脑区域受照剂量，但在靶区勾画时建议针对垂体和下丘脑区域进行规范勾画，并充分关注其剂量体积学参数。采用立体定向放疗和质子放疗等具剂量分布优势的放疗技术或计划模式，也有助于减少HPA受照剂量，或使部分HPA组织免于受照射。

第五章

药物治疗相关神经损伤

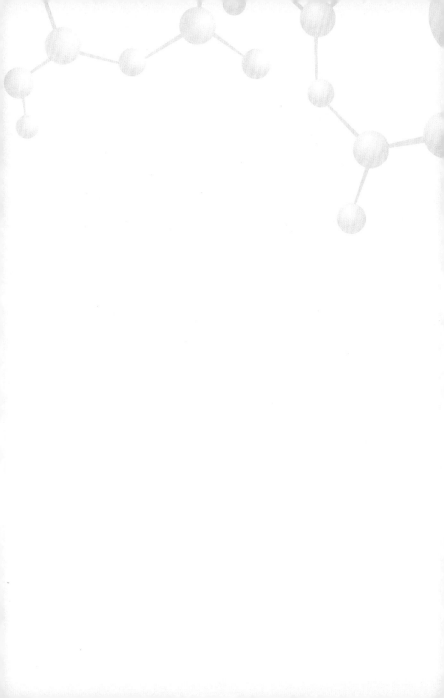

一、化疗相关神经损伤

(一)前言

化疗致神经损伤包括中枢神经系统(CNS)损伤和周围神经系统(PNS)损伤。神经系统损伤发生与化疗药物、累积剂量、给药方式和患者的潜在危险因素如酗酒、肾功能不全、甲状腺功能减退、维生素缺乏、感染(如HIV)以及自身免疫性疾病等有关。化疗诱发神经系统损伤的发生率在逐渐增加,严重影响患者生活质量,甚至使患者无法完成化疗。

(二)损伤机制

1.CNS损伤机制

血脑屏障(blood-brain barrier,BBB)阻止了许多大分子和亲水物质进入CNS,可保护CNS免受全身化疗相关的毒性损伤。在CNS某些区域BBB缺失,化疗药物能直接到达引发恶心和呕吐。腰椎穿刺或脑室内给药避开BBB、放化疗破坏BBB等增加CNS中药物浓度,也增强神经毒性。具体损伤机制有:减少胶质再生、产生大量炎细胞因子和发生慢性神经炎症、损害神经细胞的DNA及遗传背景因素等。

2.PNS损伤机制

化疗诱导的周围神经损伤（CIPN）更常见，具剂量依赖性和累积性，有时在停止治疗后毒性作用仍持续很长时间。损伤机制复杂，有抑制快速轴突运输、损伤轴突者如长春花生物碱和紫杉烷类；有影响神经血液供应、导致沃勒氏变性者如沙利度胺；有引起可逆短暂后束脱髓鞘者如顺铂；有破坏电压门控钠通道、导致急性可逆性神经病变者如奥沙利铂。初级感觉神经元的背根神经节因缺乏血脑屏障更易受到化疗药物直接损伤。

（三）临床表现

不同化疗药物、不同给药方式引起的CNS损伤不同；不同损害部位产生的临床症状不同。在脑部，症状可表现为急性意识混乱、视觉改变、幻听、嗜睡、癫痫和小脑症状及慢性的白质脑病、"化疗脑（CICI）"；在脊髓，表现为鞘内化疗后的横贯性脊髓炎或无菌性脑脊膜炎。CIPN是临床最常见的神经系统损伤，总发病率约为38%。常见症状依次为手脚麻木（30%）、脚和脚趾感觉减退（19%）、手或手指麻木（15%），以及脚趾或脚灼痛或闪痛（13%）。主要特征为对称性的"手套/袜子"分布，以感觉神经系统损伤为主且具剂量依赖性，以及滑行（coasting）现象，即有些化疗药物即使停用，症状不缓解甚至加重（表5）。

表5　化疗诱导的神经损伤临床表现

药物类型	特异性药物	神经损伤表现	
		中枢（CNS）	外周（PNS）
烷基化剂	亚硝基脲类	白质脑病,癫痫发作,视神经病变	—
	白消安	癫痫发作	—
	氯丁二烯	癫痫发作	—
	环磷酰胺	记忆混乱,视力模糊	—
	异环磷酰胺	脑病	疼痛性轴突感觉运动PN
	甲基苄肼（Procarbazine）	头痛,抑郁,精神病	—
	替莫唑胺	头痛	—
	噻替派（Thiotepa）	脑病,脊髓病[a]	—
	达卡巴嗪	头痛,癫痫发作	—
	雌莫司汀（Estramustine）	脑梗死	—
抗代谢药物	克拉屈滨（Cladribine）	头痛	感觉、运动PN,格林巴利样综合征
	卡培他滨	多灶性白质脑病,小脑性共济失调,高张力症	—
	阿糖胞苷	急性小脑综合征,无菌性脑膜炎[a]	—

		神经损伤表现	
抗代谢药物	氟达拉滨	头痛，精神错乱，急性白质脑病	—
	5-氟尿嘧啶	急性小脑综合征脑病	—
	吉西他滨	脑病	感觉和自主神经PN，急性炎性肌病
	羟基脲	头痛，精神错乱，镇静剂，癫痫发作	—
	氨甲蝶呤	无菌性脑膜炎[a]，横贯性脊髓炎[a]，急性脑病，迟发性白质脑病	—
铂化合物	顺铂	头痛，脑病，皮质盲，脊髓后束的短暂性脱髓鞘	耳毒性，感觉轴突PN
	卡铂	视网膜病变	—
	奥沙利铂	—	短暂性感觉异常，肌肉痉挛，寒冷，过敏症，感觉运动轴突PN
抗肿瘤抗生素	阿霉素	脑梗死，亚急性升髓病[a]，脑病[a]	—
	道诺霉素（Daunorubicin）	亚急性升髓病[a]，脑病[a]	—
长春花生物碱	长春新碱	致命性骨髓性脑病[a]	感觉运动小纤维轴突PN，单神经病变，自主神经病变
	长春瑞滨	—	感觉主导的轴突PN

		神经损伤表现	
紫杉烷	紫杉醇	输液相关的光敏	感觉运动轴突PN,短暂性急性肌痛和关节痛
	多西他赛	—	大纤维感觉PN
拓扑异构酶抑制剂	伊立替康	头晕、构音障碍	—
	托泊替康（Topotecan）	头痛	感觉异常
	依托泊苷	头痛,脑病	感觉运动PN
生物制剂	干扰素	震颤,精神错乱,人格改变,脑病,高张力,癫痫发作	感觉运动轴突PN
	恩扎鲁胺	抑郁,癫痫发作	—
	L-门冬酰胺酶	硬脑膜窦血栓形成,脑梗死	—
免疫调节剂	沙利度胺	短暂性嗜睡	感觉运动轴突PN
其他类	硼替佐米	非特异性头晕	小纤维感觉PN,感觉共济失调自主神经病变

ª鞘内给药时；PN,周围神经病变。

（四）诊断流程

1.化疗神经损伤诊断

化疗诱导中枢神经病变应采用排除性诊断。在早期和程度较轻时，影像学、脑电图或脑脊液等检查缺乏特异性表现，也缺乏明确定位体征，需与肿瘤转移、感染、代谢紊乱、副肿瘤综合征等情况相鉴别，需要自我认知测试、神经心理测验，必要时需神经专科医师和多学科会诊。鉴于临床常见化疗药物引起的CIPN以感觉神经病变为主，应首先进行感觉神经病变判断，再进行其他周围神经病变判断。化疗药物神经系统病变一般诊断流程如图1所示。

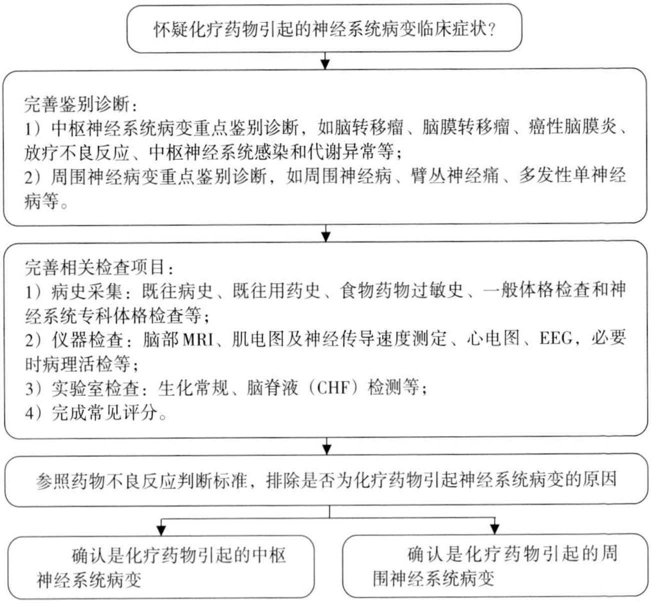

怀疑化疗药物引起的神经系统病变临床症状？

完善鉴别诊断：
1）中枢神经系统病变重点鉴别诊断，如脑转移瘤、脑膜转移瘤、癌性脑膜炎、放疗不良反应、中枢神经系统感染和代谢异常等；
2）周围神经病变重点鉴别诊断，如周围神经病、臂丛神经痛、多发性单神经病等。

完善相关检查项目：
1）病史采集：既往病史、既往用药史、食物药物过敏史、一般体格检查和神经系统专科体格检查等；
2）仪器检查：脑部MRI、肌电图及神经传导速度测定、心电图、EEG，必要时病理活检等；
3）实验室检查：生化常规、脑脊液（CHF）检测等；
4）完成常见评分。

参照药物不良反应判断标准，排除是否为化疗药物引起神经系统病变的原因

确认是化疗药物引起的中枢神经系统病变

确认是化疗药物引起的周围神经系统病变

图1　化疗药物神经系统病变一般诊断流程图

2.神经损伤常见评估工具

CIPN基于患者临床评估工具有EORTC QLQ-

CIPN20、EORTC QLQ-CIPN30、FACT/GOG-NTX 等；基于医师的评估工具有美国国立肿瘤研究所常见不良事件评价标准（NCI-CTCAE 5.0）和神经病变总体评分（TNS）、炎性神经病的病因和治疗（INCAT）、免疫状态量化评分体系（MISS）以及定量感觉检查（QST）等。

（五）治疗

1.CNS损伤的治疗

（1）药物治疗

a.糖皮质激素：广泛应用于化疗诱导的无菌性脑膜炎、癫痫发作、急性小脑综合征、肌病以及脊髓病等。如甲泼尼龙大剂量冲击治疗 0.5~1g/d。小剂量地塞米松（4mg、bid）可用于预防化疗引起的头痛。

b.抗癫痫药物：苯妥英钠，可单独和联合其他抗癫痫药物对化疗引起的癫痫进行预防和治疗，也可用苯二氮䓬类药物和第2代抗癫痫药物左乙拉西坦进行预防。

c.其他药物：依达拉奉、阿司匹林、布洛芬、巴比妥类、尼莫地平、门冬氨酸钾镁、维生素 B_1、川芎嗪等的有效性在实验室研究中得以证实，被认为可能有一定帮助，但目前临床循证依据较少。

（2）非药物治疗

a.传统运动疗法：如瑜伽、太极和高强度训练，被认为可以改善与肿瘤相关的认知情况。计算机相关辅助技术应用于认知的康复训练：通过数据预处理技术和特征提取技术对海量数据的内在模式、统计域特征进行挖掘和提取，并通过数据库对数据进行管理和操作，来指导患者进行科学康复训练，提升生活质量。

b.认知行为疗法：认知行为疗法是鼓励患者进行放松训练、角色扮演、小组活动，并负性自我评价，使他们能够通过学习来适应环境，以避免警觉影响生活质量，被认为对"化疗脑"有一定的改善作用。其中，记忆和注意力适应训练是一种简单的认知行为疗法，通过帮助肿瘤患者学习并适应当前环境，以减少认知问题。

c.其他如食物疗法：适当摄入水果和蔬菜不但提供基础营养，还可减少氧化应激来保护神经元免受化疗所致的炎症性损伤。

2.PNS病变的治疗

（1）全身药物治疗方案

a.度洛西汀：为5-羟色胺和去甲肾上腺素再摄取抑制剂，循证医学显示其可作为一线药物用于CIPN疼痛的治疗。

b.普瑞巴林、加巴喷丁：RCT试验显示其可优先用于CIPN疼痛的治疗。

c.阿片类药物如羟考酮：可作为备选方案用于CIPN疼痛的治疗。

（2）药物局部治疗

a.辣椒素贴片：辣椒素占8%，有效成分含量为179mg，敷在身体疼痛部位，最多持续60分钟，最多同时敷4片，可每90天重复一次。使用前用利多卡因乳膏或口服止痛药进行预处理。

b.利多卡因5%贴剂：700mg/片，10×14cm，贴在干燥、完整、无刺激疼痛的皮肤部位，12小时一次，每24小时最多可贴3次。

c.其他外用制剂：局部应用1%薄荷醇凝胶，每日2次，可缓解CIPN疼痛。

（3）非药物治疗

针灸疗法和运动疗法等。

二、控瘤抗体相关神经损伤

（一）前言

传统靶点的抗体主要靶向瘤细胞或其微环境发挥作

用，如抗表皮生长因子受体（EGFR）、抗人表皮生长因子2受体（HER2）以及抗血管内皮生长因子（VEGF）抗体等。抗体偶联药物（ADC）由抗体与高细胞毒性的"弹头"偶联而成，与特异性靶细胞结合后被内化，"弹头"释放到靶细胞中发挥作用，如靶向CD30的本妥昔单抗与具有微管毒性的单甲基澳瑞他汀E偶联而成的维布妥昔单抗。双特异性抗体是同时靶向肿瘤抗原和效应细胞活性受体的抗体，如靶向CD19和CD3受体的贝林妥欧单抗。ICIs是针对免疫检查点分子的抗体，如靶向程序性死亡受体1（PD-1）、程序性死亡受体配体1（PD-L1）和细胞毒性T淋巴细胞抗原-4（CTLA-4）抗体等。

控瘤抗体在临床中广泛使用，神经损伤发生率逐渐增多，临床诊治困难。

（二）临床表现

1.表现类型

控瘤抗体诱发的神经系统损伤多较为严重，CNS和PNS均可累及。CNS损伤相对少见，主要有脑血管事件、可逆性后部脑病综合征、进行性多灶性白质脑病、无菌性脑膜炎、垂体炎、脑炎和横贯性脊髓炎等，具体见表7；PNS损伤主要包括无神经损伤神经性疼痛、周围神经病、格林-巴利综合征、肌炎和重症肌无力等，具体见表8。控瘤抗体可诱发其他病变，如低镁血症、尿潴留、眼部神经病等。

2.检查

控瘤抗体诱发神经系统损伤的早期诊断/鉴别诊断较为困难，需仔细询问病史，尤其是既往药物治疗史，初步判断神经系统损伤类型；完善神经专科检查、实验室检查、脑脊液分析、电生理检查和影像学检查等。累及PNS者重点进行肌电图-神经传导功能检查，肌肉MRI适用于格林-巴利综合征或肌炎者，必要时病理活检；颅神经病和累及CNS的患者重点进行脑和/或脊髓MRI、脑脊液分析及脑电图检查等；任何类型神经系统损伤均需进行自身免疫性抗体检测；怀疑垂体炎者需进行内分泌功能检测。

3.治疗前评估

（1）诊断与鉴别诊断

一旦怀疑有神经系统损伤，应立即暂停控瘤抗体治疗，完善相关检查，明确诊断与鉴别诊断，详见表7、表8。

（2）损伤程度评估

表6 神经系统损伤程度评估标准

损伤程度分级	症状或体征描述
1级/轻度	无症状或轻微;仅为临床或诊断可见
2级/中度	需要较小、局部或非侵入性治疗;与年龄相当的工具性日常生活活动（如做饭、购买衣物、使用电话等）受限
3级/重度	严重或具有重要医学意义但不会立即危及生命;导致住院或者延长住院时间;致残;自理性日常生活（如洗澡、吃饭、穿脱衣、服药等）受限
4级	危及生命;需要紧急治疗
5级	死亡

所有≥3级的神经系统损伤必须住院评估。肌炎、重症肌无力和格林-巴利综合征患者必须反复进行呼吸指标评估。

（三）治疗

1.靶向药物相关神经损伤的治疗

贝伐珠单抗引起脑卒中者立即停药并按一般脑卒中处理。GD2单抗引起的神经性疼痛须将输液时间从5小时延长到10小时；输注速度降至0.875mg/m²/h；给药前、给药期间和给药结束后2小时内静注阿片类药物止痛或采用加巴喷丁、非阿片类镇痛剂和阿片类药物的三联疗法止痛；严重疼痛（≥3）者须永久停用。ADC引起2~3级周围神经病暂停治疗，直至症状改善至≤1级，然后重新从低剂量开始治疗；若剂量降低后仍发生4级周围神经病患者停止治疗。

2.ICIs损伤的治疗

1级：暂停ICIs治疗，评估获益/风险后再继续，在病毒PCR检测阴性结果之前，静注阿昔洛韦。

2~4级：停用ICIs并住院治疗，静注甲泼尼龙1~2mg/kg/d，根据症状改善情况逐渐减少类固醇剂量；如出现严重或进展症状或寡克隆带，考虑脉冲静注甲泼尼龙1g/d，持续3~5天，并静注免疫球蛋白0.4g/kg/d连续5天或血浆置换；4~6周后再逐渐减少剂量；如自身免疫性脑病或副肿瘤抗体阳性或糖皮质激素治疗7~14天后无改善，考虑托珠单抗或利妥昔单抗治疗。

3.注意事项

当高度怀疑神经系统损伤时，必须迅速使用糖皮质激素。如出现严重神经系统损伤，推荐大剂量静注糖皮质激素。但并非所有病人仅采用激素治疗，例如肌炎、重症肌无力和急性多发性神经根神经病（格林-巴利综合征样），除糖皮质激素外，还应考虑静注免疫球蛋白或血浆置换治疗。如果4~6周后无改善，考虑口服免疫抑制剂治疗，如霉酚酸、硫唑嘌呤、氨甲蝶呤等。此外，当肌炎或重症肌无力与心肌炎相关时，应考虑更积极免疫抑制剂治疗，因心肌炎致死率更高。CNS损伤如脑炎或脊髓炎以及周围神经病伴副肿瘤抗体阳性（如Hu或Ma2抗体）患者，预后差。除糖皮质激素外，还需考虑环磷酰胺、英夫利西单抗或利妥昔单抗等。

神经系统损伤得到治疗后，是否继续控瘤抗体治疗须据具体情况而定。肿瘤复发风险高且神经系统损伤轻微者可再次接受控瘤抗体治疗；神经系统损伤导致严重残疾者则不能再接受控瘤抗体治疗。

表7　控瘤抗体诱发CNS损伤的临床表现、诊断与鉴别诊断

神经损伤类型	药物/靶标	流行病学特点	临床表现	诊断及鉴别诊断
脑血管事件	贝伐珠单抗/VEGF	（1）发生率：0.5%~2.3%；（2）发生时间：1~50周，中位时间为3~4个月	脑缺血表现：突发性局灶性障碍；脑出血表现：头痛、局灶性障碍、意识下降	急诊CT可以显示脑出血部位与出血量；MRI可以显示脑梗死位置和范围
可逆性后部脑病综合征	贝伐珠单抗/VEGF	（1）发生率<0.8%；（2）发生时间：16小时至1年	癫痫发作、头痛、视觉障碍或皮质盲、意识混乱、意识下降和精神状态改变等	MRI可发现大脑的后部，特别是枕叶的部位，出现脑白质水肿异常信号

神经损伤类型	药物/靶标	流行病学特点	临床表现	诊断及鉴别诊断
可逆性后部脑病综合征	西妥昔单抗/EGFR、曲妥珠单抗/HER2、利妥昔单抗/CD20	发生率：目前仅有个案报道	—	—
无菌性脑膜炎	西妥昔单抗/EGFR	(1)发生率：目前仅有个案报道；(2)发生时间：24小时内	发热、严重头痛、畏光、颈部僵硬、恶心和呕吐等	无菌性脑膜炎淋巴细胞增多，中性粒细胞大于80%和蛋白水平增加；要与癌性脑膜炎、感染性脑膜炎鉴别
	ICIs	(1)发生率：0.1%~0.2%，常见于CTLA-4单抗；(2)发生时间：1~7周		—

神经损伤类型	药物/靶标	流行病学特点	临床表现	诊断及鉴别诊断
横贯性脊髓炎	达妥昔单抗、达妥昔单抗β、那西妥单抗/GD2	达妥昔单抗：(1)发生率：目前仅有个案报道；(2)发生时间为1~3天	双侧下肢无力、轻瘫、感觉丧失和尿潴留、尿失禁等自主神经功能障碍	排除感染、代谢、内分泌失调和副肿瘤综合征等其他病因。脑脊液通常正常但也可能有淋巴细胞增多、炎症细胞因子IL-6和14-3-3蛋白升高
	ICIs	尚不清楚	—	
进行性多灶性白质脑病	利妥昔单抗、奥法木单抗、奥妥珠单抗/CD20	利妥昔单抗：(1)发生率：7.8/万~16.5/万；(2)发生中位时间为16个月	感觉丧失、视野缺损、失语或共济失调、构音障碍、混乱、偏瘫和步态功能障碍等症状	排除既往治疗和可能导致免疫抑制的基础疾病
	维布妥昔单抗、维泊妥组单抗	维布妥昔单抗：(1)发生率：目前仅个案报道；(2)发生中位时间<3个月		
垂体炎	ICIs	(1)发生率：CT-LA-4单抗3.2%，PD-1或PD-L1单抗0.4%，两者联合6.4%~13%；(2)发生中位时间：6~24周	约89%为非特异性症状，表现为头痛、全身乏力和疲劳，10%~20%为垂体或内分泌功能障碍	实验室检查提示肾上腺皮质激素、促甲状腺激素和其他垂体前叶激素缺乏。MRI显示垂体增大及强化

神经损伤类型	药物/靶标	流行病学特点	临床表现	诊断及鉴别诊断
脑炎	ICIs	（1）发生率：0.5%~0.9%，常见于PD-1单抗；（2）发生时间：12~13周	常见精神状态改变和认知障碍，此外还有意识模糊、头痛、癫痫发作以及发热等	脑脊液白细胞计数可能升高，但<250/μl且以淋巴细胞升高为主，蛋白轻度升高。要与代谢性脑病、可逆性后部脑病综合征鉴别

缩略词：EGFR，表皮生长因子受体；ICIs，免疫检查点抑制剂；PD-1，程序性死亡受体1；PD-L1，程序性死亡受体配体1；CTLA-4，细胞毒性T淋巴细胞抗原-4；GD2，二唾液酸神经节苷脂。

表8　控瘤抗体诱发PNS损伤的临床表现、诊断与鉴别诊断

神经损伤类型	药物/靶标	流行病学特点	临床表现	诊断及鉴别诊断
神经性疼痛	达妥昔单抗、那西妥单抗/GD2	发生率：33%~88%	腹痛、四肢疼痛、背痛、神经痛、肌肉痛和关节痛等	应与代谢紊乱、感染、中毒、血管病变、营养障碍、肿瘤、神经压迫等引起的神经性疼痛相鉴别

中国肿瘤整合诊治技术指南（CACA）

神经损伤类型	药物/靶标	流行病学特点	临床表现	诊断及鉴别诊断
周围神经病	ADC	(1)发生率：5%~67%；(2)发生中位时间：10~15周	麻木、感觉异常、神经性疼痛、感觉性共济失调和轻度远端肢体无力等	贝林妥欧单抗和ICIs诱发的周围神经病常为急性/亚急性和非疗程依赖性。化疗和ADC引起的周围神经损伤通常是慢性、感觉性、长度依赖性多发性神经根病，与用药剂量或疗程相关，停药后症状仍持续进展。肌电图或神经传导检查显示脱髓鞘改变和/或轴突改变。ICIs诱发的周围神经病主要表现为蛋白质含量增加，但也有细胞计数增多
	贝林妥欧单抗/CD3和CD19	(1)发生率：约65%；(2)发生中位时间：9天		
	ICIs	NG		
	达妥昔单抗、那西妥单抗/GD2	≥3级发生率：1%~13%		
格林-巴利综合征或慢性炎性脱髓鞘性多发性神经根神经病	维布妥昔单抗/CD30-MMAE	发生率：目前仅有个案报道	远端感觉障碍、感觉共济失调、对称性肌无力等，重点关注对呼吸肌的影响	ICIs诱发格林-巴利综合征的特点是淋巴细胞增多，神经节苷脂血清抗体检测呈阴性以及更常见轴突丢失，导致传导波幅减小
	ICIs	(1)发生率：0.2%~0.3%；(2)发生中位时间：约4.5周期		

神经损伤类型	药物/靶标	流行病学特点	临床表现	诊断及鉴别诊断
颅神经病	ICIs	尚不明确	面部肌肉无力(Ⅶ对神经功能障碍)和听力丧失(Ⅷ对神经功能障碍),大部分呈对称性存在	癌性脑膜炎可以引起复视(Ⅲ、Ⅳ和/或Ⅵ对神经功能障碍)和视力丧失(Ⅱ对神经功能障碍)。脑脊液检查可见癌细胞。化疗药物如长春新碱诱发弥漫性PNS损伤时伴有颅神经病,BRAF抑制剂(Encorafenib和Ve-murafenib)可能导致短暂性面瘫。ICIs诱发的颅神经病常见的是淋巴细胞增多伴有蛋白质含量升高
重症肌无力	ICIs	(1)发生率:0.12%~0.47%;(2)发生时间:1~4周期	四肢或延髓肌的波动性肌肉无力或易疲劳性、上眼睑下垂、复视、吞咽困难、构音障碍、面部肌肉无力等,多表现为晨轻暮重或活动后症状加重	与特发性重症肌无力相比,ICIs诱发的重症肌无力临床表现为更频繁地发生延髓或呼吸肌无力,还可同时合并肌炎和致命的心肌炎。ICIs诱发的重症肌无力中未检测到肌肉特异性酪氨酸激酶抗体,特征型重症肌无力中检出比例约10%

续表

神经损伤类型	药物/靶标	流行病学特点	临床表现	诊断及鉴别诊断
肌炎	ICIs	(1)发生率：0.4%；(2)发生时间：约60天	典型症状是肌痛，表现为隐匿起病的对称性近端肢体无力，并伴有进行性虚弱、乏力，以眼部、延髓和心肌受累更为常见	接受靶向小分子药物如MEK抑制剂（Cobimetinib，Trametinib，Binimetinib，Selumetinib）等治疗的患者很少出现"低头综合征"，而甲状腺功能减退性肌病患者出现近端肌病时，除肌痛外，还伴有肌肉僵硬和可能的黏液水肿等症状

缩略词：ICIs，免疫检查点抑制剂；ADC，抗体偶联药物，包括维布妥昔单抗、维泊妥组单抗、维恩妥人单抗、恩美曲妥珠单抗等；GD2，二唾液酸神经节苷脂；MMAE，单甲基澳瑞他汀E。

三、干细胞移植相关神经损伤

（一）前言

造血干细胞移植（HSCT）是化疗和/或放疗后输注造血干细胞从而治疗血液和非血液系统肿瘤的治疗方式。病人先接受大剂量放疗或/和化疗预处理，清除体内瘤细胞和活性骨髓（清髓），抑制其免疫系统；然后接

120

受自体或异体造血干细胞移植，重建正常造血及免疫系统。异体造血干细胞移植后需接受免疫抑制治疗，预防移植物抗宿主病（GVHD）效应。

HSCT神经系统损伤发生率为2.8%~56%。其发生与预处理方案神经毒性、治疗期间免疫力低下、全血细胞减少症、感染、营养代谢障碍和GVHD及免疫移植治疗密切相关。

（二）预处理相关损伤

全身放疗（TBI）广泛用于预处理方案，当TBI剂量超过12Gy时很容易出现神经系统损伤，如头痛、疲劳及延迟性神经认知功能障碍。大剂量化疗也会引起中枢神经损伤，如白消安诱发癫痫，阿糖胞苷引起小脑功能障碍，环磷酰胺引起脑与周围神经病变及后发可逆性脑病综合征（PRES），小剂量氟达拉滨引起头痛、嗜睡、意识模糊和感觉异常，大剂量引起迟发性进行性脑病伴癫痫发作、皮质盲、瘫痪和昏迷等。此外，阿仑珠单抗会增加进行性多灶性白质脑病（PML）风险。这些损伤目前尚无特异性治疗或预防措施，因此要严密监测症状和体征，及时停药并予对症、支持性治疗。

（三）中毒代谢性脑病

约5%患者移植前或移植后早期发生代谢性脑病。肝肾功能衰竭、电解质紊乱、内分泌紊乱、感染和药物毒性是其可能的诱因。术后长期全肠外营养和维生素 B_1 缺乏导致韦尼克脑病，而血浆渗透压改变和低钠血症的快速纠正会导致中央神经髓鞘溶解症。早诊早治能明显改善代谢性脑病的预后。

（四）脑血管相关性病变

HSCT患者可因血小板减少发生颅内出血，发生率从1.5%到32.2%不等，其中颅内出血死亡风险明显增加。移植患者治疗过程中药物神经毒性、感染等均可诱发缺血性脑卒中、免疫功能低下、脑血栓形成，引起脑血管病变。及时发现和纠正HSCT治疗中血小板减少、凝血功能异常能一定程度上预防脑血管相关性病变。

（五）CNS感染

HSCT患者因免疫功能低下、中性粒细胞减少、黏膜屏障受损及移植后免疫抑制剂治疗等因素容易发生CNS感染，发生率为2.0%~4.9%。最常见是真菌感染，其次是病毒、寄生虫和细菌感染。一旦出现CNS感染症状，需积极进行神经影像学检查、脑脊液分析和血感染指标检测，明确诊断，并在收集血液和脑脊液样本送检后立即开始经验性治疗，随后根据病原学证据进行调整。

（六）免疫抑制剂相关CNS损伤

钙调磷酸酶抑制剂环孢素和他克莫司经常被用来预防和治疗慢性GVHD，可引起震颤（30%）、主观感觉障碍（11%）和PRES，在使用过程中需控制血压，预防癫痫发作，必要时减少药物剂量。在PRES得到控制后若出现GVHD可重新加用或更换其他的免疫抑制药物。

四、激素治疗相关神经损伤

（一）前言

用于肿瘤治疗的激素主要是糖皮质激素。它具有多方面控瘤作用，是血液系统恶性肿瘤治疗方案的一部分，可用于减轻脑瘤、脊髓瘤相关水肿，还可以用于治疗肿瘤放化疗、靶向、免疫治疗神经系统相关并发症。常见副作用有血糖升高、诱发或加重感染、消化道溃疡等。

（二）神经系统损伤

1.精神障碍

精神障碍发生率从13%到62%不等，常见有易怒、失眠、焦虑、震颤和运动亢进。严重精神症状平均发生率为5.7%，包括抑郁（41%）、躁狂（28%）、抑郁合并躁狂（8%）、精神病（14%）和谵妄（10%）。上述症状可在治疗期间任何时候发生，但大多发生在治疗早期。根据精神症状严重程度，需请神经科或精神科医生干预。如病情允许，类固醇应减量使用。

2.认知障碍

大剂量、长时间使用激素可能抑制神经发生，使认知功能相关脑区萎缩，海马体积明显缩小，患者常表现为陈述性或言语性记忆缺陷，也可发生急性记忆障碍，与类固醇用量有关。急性记忆障碍在停药后可完全逆转；长期使用激素停药后脑萎缩能否恢复情况尚不清楚。

3.类固醇肌病

类固醇肌病发生率从6%到60%不等，主要表现为四肢近端无痛性肌无力，具剂量依赖性。在肌电图可显示受累肌肉短暂运动低振幅和多相活动电位。使用最低有效剂量和物理疗法一定程度上可以预防。停药后大多数患者症状能在几周到几个月内好转，但少数可能永久存在肌无力后遗症。

4.硬膜外脂肪增多症

长期激素治疗可致硬膜外脂肪异常堆积，压迫脊髓或马尾神经，出现背痛、神经根病、麻痹或神经源性跛行。MRI能清楚显示脂肪堆积范围和脊髓受压情况。硬膜外脂肪增多症的治疗包括逐渐降低皮质类固醇使用剂量，必要时考虑椎板减压术。

（三）防治

应该使用糖皮质激素的最低有效剂量且治疗时间应尽可能短。脑瘤合并脑水肿类固醇标准初始剂量每天16mg（4mg/6h），无颅内压升高临床表现和体征者，每天4mg地塞米松与每天16mg地塞米松效果相同。如脑转移患者后续不能放疗和/或手术，应谨慎长期使用激素替代控瘤治疗。在需控制顽固性脑水肿时可使用贝伐珠单抗。

突然减量皮质类固醇可致类固醇戒断综合征，最常见表现是抑郁、焦虑和疲劳，其次是头痛、低热、不适、恶心、双侧髋关节和膝盖关节疼痛、肌痛和其他继发于下丘脑-垂体-肾上腺轴受抑制的症状。通常类固醇剂量应逐渐减少。激素使用不超过2周者可在72小时内完全停药，治疗时间较长者须在4至12周内逐渐减量停药。

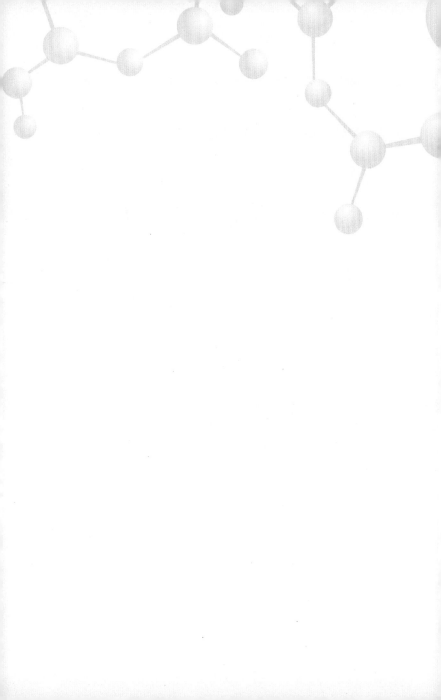

第六章

肿瘤相关精神心理损伤的慰灵治疗

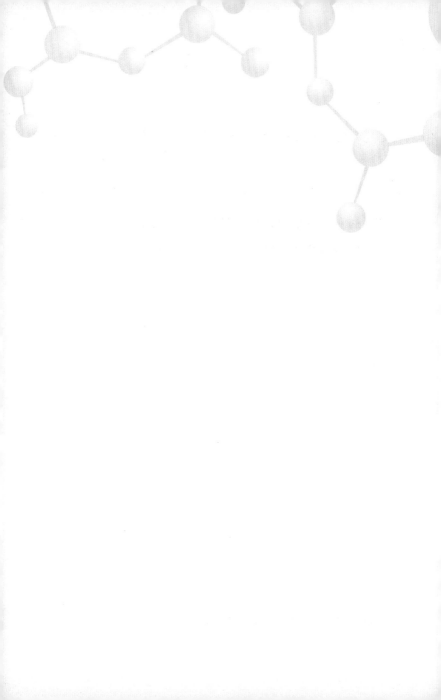

一、前言

在肿瘤患者诊疗过程中，患者和家属常会存在精神和心理困扰，尤其是恶性肿瘤患者，表现为不同精神疾病。这些精神疾病可由疾病本身引起或表现为个体的一系列情绪反应，如谵妄、焦虑、抑郁、认知障碍等。在评估疾病对患者精神和心理的影响时，应采取全面生物-心理-社会模式，其中生物因素包括疾病本身和疗效；生理因素包括病前人格、应对机制和已有心理疾病；社会因素包括个人社会支持、经济稳定情况和获得医疗保健机会。

二、常见精神心理疾病

(一) 谵妄

谵妄是一种常见的神经精神综合征，其特征是意识、注意力、认知和知觉随时间波动而突然出现紊乱。在肿瘤患者中，谵妄的发生率为25%~85%。谵妄预示潜在的生理紊乱，通常包括感染、代谢紊乱、停药或药物不良反应。

1.危险和易感因素

肿瘤是导致谵妄的一个危险因素，肿瘤对CNS的直接影响及疾病或治疗对CNS的间接影响都可能导致谵妄症状。相关因素如无法控制的疼痛、CNS肿瘤、脑转移、副肿瘤综合征、免疫疗法[如IL-2、干扰素和嵌合抗原受体T细胞（CAR-T）疗法等]、化疗（如异环磷酰胺、氨甲蝶呤、氟尿嘧啶、长春新碱、长春碱、博莱霉素、BCNU、顺铂、天冬酰胺酶、丙卡巴嗪和皮质类固醇等）、苯二氮䓬类药物和药物戒断（苯二氮䓬或阿片类药物）等是肿瘤患者谵妄常见原因。易感因素如年龄、功能障碍、疾病的性质和严重程度、痴呆、感觉障碍、低体重指数（BMI）和营养不良也与谵妄风险增加有关。

2.临床表现

谵妄的临床特征包括病程快速波动、注意力障碍、警觉和觉醒水平改变、精神运动活动增加或减少、睡眠-觉醒周期障碍、情感性症状、知觉障碍、思维紊乱、偏执狂、言语不连贯、定向障碍和记忆障碍。

3.诊治

纠正谵妄的标准方法包括寻找和纠正潜在病因，并通过药物和非药物干预来管理症状。期望结果是病人清醒、警觉、冷静、认知完整、沟通连贯。同时评估败血症、脱水、主要器官衰竭、代谢异常和感染等，减少或停用可能导致谵妄的药物。如未能发现谵妄可能的病因，可对大脑进行影像学和脑脊液检查，以确定谵妄来源。

支持性治疗措施包括创造平静、舒适、光线充足环境，为患者创造安静休息时间促进健康的睡眠－觉醒周期。

抗精神病药物是主要的治疗谵妄药物，常用药物是氟哌啶醇，其次有奥氮平、利培酮、喹硫平、齐拉西酮和阿立哌唑。劳拉西泮联合氟哌啶醇可有效快速镇静躁动性谵妄，并可减少氟哌啶醇相关的锥体外系症状。对伴焦虑患者，可将氟哌啶醇换成更镇静抗精神病药物氯丙嗪，但要注意氯丙嗪抗胆碱能和低血压副作用，特别是老年患者。

（二）焦虑障碍

17%~31%的肿瘤患者自觉存在中至重度焦虑症状。其中，女性、年轻和接受放疗前的患者更易出现焦虑障碍。焦虑障碍表现为一系列广泛躯体症状和体征、思维（即侵入性思维）和行为的变化。

1.临床表现

焦虑可是短暂的压力或焦虑体验，也可是达到临床诊断标准的焦虑障碍，如广泛性焦虑症、特定恐惧症和恐慌症。广泛性焦虑障碍表现为在至少6个月的时间和不同环境中，患者为过度担忧，至少存在以下6种症状中的3种：坐立不安或紧张、容易疲劳、难以集中注意力或大脑一片空白、易怒、肌肉紧张、睡眠障碍。特定恐惧症表现为由于对特定物体或情况的存在而引起持续和过度恐惧，例如对血液、针头、医院、MR成像机和辐射模拟器的恐惧可能会使维持治疗复杂化。

2.治疗

治疗目标为降低患者情绪困扰的整体水平，及减少可能损害社会或职业功能的特定目标症状。治疗方式有非药物治疗和药物治疗。

非药物治疗包括人际心理治疗、支持性心理治疗和认知行为治疗等。通过呼吸练习、冥想、肌肉放松等可缓解焦虑表现。

药物治疗主要有：①短期缓解急性焦虑的苯二氮䓬类药物如地西泮、劳拉西泮、氯硝西泮等；②长期使用的抗抑郁药有选择性5-羟色胺再摄取抑制剂，如艾司西酞普兰和舍曲林或5-羟色胺去甲肾上腺素再摄取抑制剂，如文拉法辛或度洛西汀等。

（三）抑郁障碍

抑郁症状可表现在心理上（如悲伤）、认知上（如缺乏自尊心）和行为上（卧床时间增加）的异常，是自杀的重要危险因素。特别要鉴别与肿瘤相关的正常悲伤、痛苦和抑郁障碍。抑郁症具有压倒性或破坏性，不是正常情绪反应。

1.危险因素

肿瘤患者出现抑郁症危险因素：化疗药物（包括长春碱、长春新碱、干扰素、丙卡巴嗪、天冬酰胺酶、他莫昔芬、环丙孕酮和皮质类固醇），患易引起抑郁的肿瘤（胰腺癌、头颈癌、乳腺癌和肺癌等）、器官衰竭、疾病晚期、身体残疾、存在其他慢性疾病、既往有抑郁史、家族抑郁史、无法控制的疼痛、社会支持少、社会孤立，以及近期有重大精神创伤的经历，等等。

2.临床评估

对肿瘤患者抑郁症状的评估应集中在是否存在焦虑、快感缺乏、绝望、毫无价值、过度或不适当内疚和自杀想法。在患有抑郁症患者身上，妄想和幻觉可能是谵妄诊断的反应，应首先排除谵妄。

肿瘤患者抑郁症管理需一个整合的方法：评估、治疗和随访。需结合药物治疗和心理治疗。如抑郁症是由某种疾病或药物引起的，应治疗潜在疾病或更换药物，并同时使用抗抑郁药以尽快减轻患者痛苦。

3.治疗

（1）药物治疗

选择性5-羟色胺再摄取抑制剂（SSRIs）是治疗抑郁症的一线用药，包括氟西汀、舍曲林、帕罗西汀等。其他抗抑郁药包含：①安非他酮主要作用于多巴胺系统，对疲劳或精神运动迟缓的患者有益。但有增加癫痫发作的风险。②V-芬拉法辛和度洛西汀作为血清素和去甲肾上腺素的再摄取抑制剂（SNRI），患者耐受性良好。由于去甲肾上腺素能神经传递的增强，使用这类药物时需监测血压。③米氮平通过阻断$5-HT_2$、$5-HT_3$和α_2肾上腺素能受体位点起作用。它有镇静和体重增加副作用，更适合失眠和体重下降患者。此外，它还可阻断$5-HT_3$而具止吐作用。有可溶片剂形式，适合不能吞咽或有恶心呕吐患者。

（2）心理治疗

心理治疗常与药物干预相结合。最常用心理疗法是支持性心理疗法和认知行为疗法团体治疗，有助于改善社会网络，将患者与其他有相同诊断和/或治疗的人联系起来，减少患者孤立感。

（3）电休克疗法

电休克疗法是一种治疗抑郁症的有效方法，适用于难以接受精神药物治疗者、抑郁后出现严重体重减轻、表现急性精神病或有高自杀风险者，不适用于伴有CNS肿瘤或心脏问题患者。

（三）自杀评估和管理

与普通人群比，肿瘤患者自杀率更高，其自杀风险是普通人群4.5倍。

危险因素：既往精神疾病史、既往抑郁症或自杀未遂史、近期丧亲史、酗酒或其他药物滥用或依赖史、男性、家族抑郁症或自杀史、缺乏家庭或社会支持。此外，老年、头颈恶性肿瘤、肺癌、乳腺癌、泌尿生殖系统恶性肿瘤、胃肠道癌和骨髓瘤患者自杀风险较高。

（四）认知功能障碍

认知功能障碍为一个或多个认知领域功能下降，表现为大脑处理速度缓慢，注意力、信息编码和检索能力减弱，精神运动迟缓。

1.评估

认知功能的改变可通过客观或主观两种方式进行评估。

（1）客观评估

使用多种评估工具评估病前功能、简单和持续注意力、处理速度、执行功能、对抗性命名和语言流畅性、学习和回忆、运动能力和情绪调整能力，应注意结合受试者的负担及各自的认知功能情况进行适当调整。常用评估工具有简易智力状态检查量表（Mini Mental Status Examination，MMSE）、蒙特利尔认知评估量表（Montreal Cognitive Assessment，MoCA）、神经心理状态评估可重复测试（Repeatable Battery and Neuropsychological Status，RBANS）等，其中RBANS是比MMSE或MoCA更全面的测评工具，且对认知功能障碍的识别能力更好。

（2）主观测评

临床访谈和问卷调查用于主观测评。可设计一些具体领域问题及了解患者对困难的看法，了解客观测试无法获取的既往或当下的其他方面认知功能。Webexec量表是一个简单的执行功能调查示例，用于认知的主观测评。

2.治疗

目前，公认且有效的循证干预措施有限。现有的药物和非药物治疗均处于探索阶段。

（1）药物治疗

用精神兴奋剂可改善认知功能，如哌醋甲酯或右哌醋甲酯、美满霉素、多奈哌齐等。哌醋甲酯、地塞米松可改善患者的处理速度、注意力、记忆力和执行功能；多奈哌齐可改善注意力、集中力、记忆和处理速度；美满霉素可延缓认知能力的下降，特别是在记忆、执行功能和处理速度等方面。

（2）非药物治疗

包括如维生素E、银杏叶、褪黑激素的补充和药物替代，及身体/行为康复和认知训练，自然疗愈环境、运动和基于意念的减压、EEG生物反馈/神经反馈、想象、冥想、身体康复计划和认知训练计划等。

（五）行为障碍

肿瘤会影响患者日常行为，如食欲、睡眠和疲劳、运动/步态。这些症状变化可能是认知或情绪症状或直接治疗效果。

1. 食欲

恶性肿瘤患者更容易出现营养不良，建议营养筛查参数为体重减轻大于或等于5%、持续恶心和呕吐、吞咽困难和/或头痛。情绪低落、恶心和吞咽困难是肿瘤患者的三种常见症状，并可负面影响食欲。出现食欲下降或明显恶心呕吐者应用抗呕吐药、合成屈大麻酚或类固醇等药物。此外，心理治疗也可辅助改善和调节食欲。

2. 疲劳

肿瘤相关疲劳常指"与肿瘤或肿瘤治疗相关的身体、情绪和/或认知疲劳或疲劳得令人痛苦的持续主观感觉，与近期活动不成比例并干扰正常功能"。可表现为疲劳、虚弱或疲惫，导致患者日常生活的显著变化，包括就业状况、社交活动和睡眠模式的变化。运动和身体活动可有效治疗肿瘤相关疲劳，睡眠治疗可改善疲劳症状。

3. 睡眠

多个因素被认为导致肿瘤患者出现睡眠障碍，包括肿瘤的直接影响、药物和放疗的间接影响及同时出现的心理症状（如抑郁或焦虑）。失眠认知行为疗法（CBT-I）和基于正念的减压干预有助于改善睡眠障碍。

4.运动技能

运动功能障碍包括震颤增加、步态不稳定、协调困难和面部僵硬等。如果出现应排除药物副作用，并在可能的情况下尽量减少剂量毒性。多学科康复干预措施，包括神经学、康复和姑息治疗等可显著提高肿瘤患者的自我护理、括约肌控制、运动和活动能力。

参考文献

1.Cagney D N，Martin A M，Catalano P J，et al. Incidence and prognosis of patients with brain metastases at diagnosis of systemic malignancy：a population-based study. Neuro-Oncology，2017.

2.Chan V，Sahgal A，Egeto P，et al.Incidence of seizure in adult patients with intracranial metastatic disease. J Neuro-Oncol，2017，131（3）：619-624.

3.Wu A，Weingart J D，Gallia G L，et al. Risk factors for preoperative seizures and loss of seizure control in patients undergoing surgery for metastatic brain tumors. World Neurosurg，2017，104：120-128.

4.Ruda R，Bello L，Duffau H，et al.Seizures in low-grade gliomas：natural history，pathogenesis，and outcome after treatments. Neuro-Oncology，2012，14（Suppl. 4）：iv55-iv64.

5.Chang S M，Messersmith H，Ahluwalia M，et al. Anti-convulsant prophylaxis and steroid use in adults with metastatic brain tumors：ASCO and SNO endorsement of the congress of neurological surgeons guidelines. J Clin Oncol

Off J Am Soc Clin Oncol, 2019, 37 (13): 1130-1135.

6. Wang N, Bertalan M S, Brastianos P K. Leptomeningeal metastasis from systemic cancer: review and update on management. Cancer, 2018, 124 (1): 21-35.

7. Nayar G, Ejikeme T, Chongsathidkiet P, et al. Leptomeningeal disease: current diagnostic and therapeutic strategies. Oncotarget, 2017, 8 (42): 73312-73328.

8. Moliterno J, Veselis C A, Hershey M A, et al. Improvement in pain after lumbar surgery in cancer patients with mechanical radiculopathy. Spine J, 2014, 14 (10): 2434-2439.

9. Brouwers E, van de Meent H, Curt A, et al. Definitions of traumatic conus medullaris and cauda equina syndrome: a systematic literature review. Spinal Cord, 2017, 55 (10): 886-890.

10. Gwathmey K G. Plexus and peripheral nerve metastasis. Handb Clin Neurol, 2018, 149: 257-279.

11. Brejt N, Berry J, Nisbet A, Bloomfield D, et al. Pelvic radiculopathies, lumbosacral plexopathies, and neuropathies in oncologic disease: a multidisciplinary

approach to a diagnostic challenge. Cancer Imaging, 2013, 13 (4): 59

12. Delanian S, Lefaix J L, Pradat P F. Radiation-induced neuropathy in cancer survivors. Radiother Oncol, 2012, 105 (3): 273-282.

13. Chandra P, Purandare N, Agrawal A, et al. Clinical utility of (18) F-FDG PET/CT in brachial plexopathy secondary to metastatic breast cancer. Indian J Nucl Med, 2016, 31: 123-127.

14. Wanleenuwat P, Iwanowski P. Metastases to the central nervous system: Molecular basis and clinical considerations. Journal of the Neurological Sciences, 2020, 412: 116755.

15. Schroeder T, Bittrich P, Kuhne J F, et al. Mapping distribution of brain metastases: does the primary tumor matter? J Neuro-Oncol, 2020, 147 (1): 229-235.

16. Barajas R F, Cha S. Metastasis in adult brain tumors. Neuroimaging Clin N Am, 2016, 26 (4): 601-620.

17. Sánchez Fernández I, Loddenkemper T. Seizures caused by brain tumors in children. Seizure, 2017, 44: 98-

107.

18. TJ, Smits M, Boxerman J, et al. Consensus recommendations for a standardized brain tumor imaging protocol for clinical trials in brain metastases. Neuro-Oncology, 2020, 22 (6): 757-772.

19. Jeevanandham B, Kalyanpur T, Gupta P, et al. Comparison of post-contrast 3D-T1-MPRAGE, 3D-T1-SPACE and 3D-T2-FLAIR MR images in evaluation of meningeal abnormalities at 3 - T MRI. Br J Radiol, 2017, 90 (1074): 1-10.

20. Alcaide-Leon P, Cluceru J, Lupo J M, et al. Centrally reduced diffusion sign for differentiation between treatment-related lesions and glioma progression: a validation study. Am J Neuroradiol, 2020, 41 (11): 2049-2054.

21. Gulko E, Oleksk M L, Gomes W, et al. MRI brain findings in 126 patients with COVID-19: initial observations from a descriptive literature review. Am J Neuroradiol, 2020: 1-5.

22. Harris P, Diouf A, Guilbert F, et al. Diagnostic reli-

ability of leptomeningeal disease using magnetic reso-
nance imaging. Cureus，2019，11（Lmd）：9-15.

23. Pan Z，Yang G，He H，et al. Leptomeningeal metasta-
sis from solid tumors：clinical features and its diagnostic
implication. Sci Rep，2018，8（1）：1-13.

24. Castle-Kirszbaum M，Goldschlager T，Ho B，et al.
Twelve cases of pituitary metastasis：a case series and
review of the literature. Pituitary，2018，21（5）：463-
473.

25. He W，Chen F，Dalm B，et al. Metastatic involvement
of the pituitary gland：a systematic review with pooled
individual patient data analysis. Pituitary，2015，18
（1）：159-168.

26. Pinnix C C，Chi L，Jabbour E J，et al. Dorsal column
myelopathy after intrathecal chemotherapy for leukemia.
Am J Hematol，2017，92：155-160.

27. Yoon J，Yoon J，Park H，et al. Diffuse cerebral vaso-
spasm with infarct after intrathecal cytarabine in child-
hood leukemia. Pediatr Int，2014，56（6）：921-924.

28. Barroso-Sousa R，Barry W T，Garrido-Castro A C，et

al. Incidence of endocrine dysfunction following the use of different immune checkpoint inhibitor regimens a systematic review and meta-analysis. JAMA Oncol, 2018, 4: 173-182.

29. Kurokawa R, Ota Y, Gonoi W, et al. MRI findings of immune checkpoint inhibitor -induced hypophysitis: possible association with fibrosis. Am J Neuroradiol, 2020, 41 (9): 1683-1689.

30. Da Rocha A J, Nunes R H, Maia A C M, et al. Recognizing autoimmune-mediated encephalitis in the differential diagnosis of limbic disorders. Am J Neuroradiol, 2015, 36 (12): 2196-2205.

31. Chen H, Li X, Zhang X, et al. Late delayed radiation-induced cerebral arteriopathy by high-resolution magnetic resonance imaging: a case report. BMC Neurol, 2019, 19 (1): 1-5.

32. Olsen A L, Miller J J, Bhattacharyya S, et al. Cerebral perfusion in stroke-like migraine attacks after radiation therapy syndrome. Neurology, 2016: 787.

33. Carrilho Romeiro A, Valadas A, Marques J. Acute Isch-

emic Stroke on Cancer Patients, a Distinct Etiology? A Case-Control Study. Acta Med Port, 2015, 28 (5): 613-618.

34. Grazioli S, M Paciaroni, G Agnelli, et al.Cancer-associated ischemic stroke: A retrospective multicentre cohort study. Thromb Res, 2018, 165: 33-37.

35. Kim J M, K H Jung, K H Park, et al.Clinical manifestation of cancer related stroke: retrospective case-control study. J Neurooncol, 2013, 111 (3): 295-301.

36. Wang W Z, J Z Wu, D S Wang, et al.The prevalence and treatment gap in epilepsy in China: an ILAE/IBE/WHO study. Neurology, 2003, 60 (9): 1544-1545.

37. Morrell M J, C Halpern.Responsive Direct Brain Stimulation for Epilepsy. Neurosurg Clin N Am, 2016, 27 (1): 111-121.

38. Global, regional, and national burden of Parkinson's disease, 1990-2016: a systematic analysis for the Global Burden of Disease Study 2016. Lancet Neurol, 2018, 17 (11): 939-953.

39. Samii A, J G Nutt, B R Ransom.Parkinson's disease.

Lancet，2004，363（9423）：1783-1793.

40. Saxena S，Y Setoya. World Health Organization's Comprehensive Mental Health Action Plan 2013-2020. Psychiatry Clin Neurosci，2014，68（8）：585-586.

41. Sotelo J L，D Musselman，C Nemeroff. The biology of depression in cancer and the relationship between depression and cancer progression. Int Rev Psychiatry，2014，26（1）：16-30.

42. Valiente M，Ahluwalia M S，Boire A，et al. The evolving landscape of brain metastasis. Trends Cancer，2018，4：176-196.

43. Takei H，Rouah E，Ishida Y. Brain metastasis：clinical characteristics，pathological findings and molecular subtyping for therapeutic implications. Brain Tumor Pathol，2016，33：1-12.

44. Ferguson S D，Zheng S，Xiu J，et al. Profiles of brain metatases：prioritization of therapeutic targets. Int J Cancer，2018，143：3019-3026.

45. Custodio-Santos T，Videira M，Brito M A. Brain metastasization of breast cancer. Biochim Biophys Acta Rev

Cancer, 2017, 1868: 132-147.

46. Vossough A, Henson J W. Intracranial metastases. In: Newton HB, ed. Handbook of Neuro-Oncology Neuroimaging. vol. 52. 2nd ed. Amsterdam: Academic Press/Elsevier, 2016: 643-652.

47. Carapella C M, Gorgoglione N, Oppido P A. The role of surgical resection in patients with brain metastases. Curr Opin Oncol, 2018, 30: 390-395.

48. Phang I, Leach J, Leggate J R S, et al. Minimally invasive resection of brain metastases. World Neurosurg, 2019, 130: e362-e367.

49. Chua T H, See A A Q, Ang B T, et al. Awake craniotomy for resection of brain metastases: a systematic review. World Neurosurg, 2018, 120: e1128-e1135.

50. Newton H B. Chemotherapy for the treatment of metastatic brain tumors. Expert Rev Anticancer Ther, 2002, 2: 495-506.

51. Tosoni A, Lumachi F, Brandes A A. Treatment of brain metastases in uncommon tumors. Expert Rev Anticancer Ther, 2004, 4: 783-793.

52.Thiagarajan A, Yamada Y. Radiobiology and radiotherapy of brain metastases. Clin Exp Metastasis, 2017, 34: 411-419.

53.Lam T C, Sahgal A, Lo S S, et al. An update on radiation therapy for brain metastases. Chin Clin Oncol, 2017, 6 (4): 35.

54.Wang T J C, Brown P D. Brain metastases: fractionated wholebrain radiotherapy. Handb Clin Neurol, 2018, 149: 123-127.

55. Specht H M, Combs S E. Stereotactic radiosurgery of brain metastases. J Neurosurg Sci, 2016, 60: 357-366.

56.Sahgal A, Ruschin M, Ma L, et al. Stereotactic radiosurgery alone for multiple brain metastases? A review of clinical and technical issues. Neuro Oncol, 2017, 19 (Suppl 2): ii2-ii15.

57.Hatiboglu M A, Tuzgen S, Akdur K, et al. Treatment of high numbers of brain metastases with gamma knife radiosurgery: a review. Acta Neurochir, 2016, 158: 625-634.

58. Guidelines N. National Comprehensive Cancer Network. 2019.

59. El Shafie R A, Bohm K, Weber D, et al. Palliative radiotherapy for leptomeningeal carcinomatosis-analysis of outcome, prognostic factors, and symptom response. Front Oncol, 2018, 8: 641.

60. de Oca M, Delgado M, Cacho Diaz B, et al. The comparative treatment of intraventricular chemotherapy by Ommaya reservoir vs. lumbar puncture in patients with leptomeningeal carcinomatosis. Front Oncol, 2018, 8: 509.

61. Byrnes D M, Vargas F, Dermarkarian C, et al. Complications of intrathecal chemotherapy in adults: single-institution experience in 109 consecutive patients. J Oncol, 2019.

62. Zairi F, Le Rhun E, Bertrand N, et al. Complications related to the use of an intraventricular access device for the treatment of leptomeningeal metastases from solid tumor: a single centre experience in 112 patients. J Neurooncol, 2015, 124: 317-323.

63. Rittberg R, Banerji S, Kim J O, et al. Treatment and Prevention of Brain Metastases in Small Cell Lung Cancer. Am J Clin Oncol, 2021, 44 (12): 629-638.

64. Yekedüz E, Arzu Yaşar H, Utkan G, et al. A systematic review: Role of systemic therapy on treatment and prevention of brain metastasis in renal cell carcinoma. J Oncol Pharm Pract, 2020, 26 (4): 972-981.

65. Liu Y, Kosaka A, Ikeura M, et al. Premetastatic soil and prevention of breast cancer brain metastasis. Neuro Oncol, 2013, 15 (7): 891-903.

66. Perrin R G, Laxton A W. Metastatic Spine Disease: Epidemiology, Pathophysiology, and Evaluation of Patients. Neurosurg Clin N Am, 2004, 15 (4): 365-373.

67. Phillips K A, Fadul C E, Schiff D. Neurologic and Medical Management of Brain Tumors. Neurol Clin, 2018, 36 (3): 449-466.

68. Jaeckle K A. Neurologic Manifestations of Neoplastic and Radiation-Induced Plexopathies. Semin Neurol, 2010, 30 (3): 254-262.

69. Janssen R M J, Satink T, Ijspeert J, et al. Reflections of Patients and Therapists on a Multidisciplinary Rehabilitation Programme for Persons with Brachial Plexus Injuries. Disabil Rehabil, 2019, 41 (12): 1427-1434.

70. Franchini M, Tufano A, Casoria A, et al. Arterial thrombosis in cancer patients: An update. Seminars in thrombosis and hemostasis, 2021, 47 (8): 942-949.

71. Lee E Q. Neurologic complications in patients with cancer. Continuum, 2020, 26 (6): 1629-1645.

72. Muscaritoli M, Arends J, Bachmann P, et al. Espen practical guideline: Clinical nutrition in cancer. Clinical nutrition, 2021, 40 (5): 2898-2913.

73. Harrison R A, Tummala S, de Groot J. Neurologic toxicities of cancer immunotherapies: A review. Current neurology and neuroscience reports, 2020, 20 (7): 27.

74. Berisavac I I, Jovanovic D R, Padjen V V, et al. How to recognize and treat metabolic encephalopathy in neurology intensive care unit. Neurology India, 2017, 65 (1): 123-128.

75. Grisold W, Grisold A, Löscher W N. Neuromuscular

complications in cancer. J Neurol Sci, 2016, 367: 184-202.

76. Krawczyk J, Kraj L, Ziarkiewicz M, et al. Metabolic and nutritional aspects of cancer. Postepy Hig Med Dosw (Online), 2014, 68: 1008-1014.

77. Doriath V, Paesmans M, Catteau G, et al. Acute confusion in patients with systemic cancer. Journal of neuro-oncology, 2007, 83 (3): 285-289.

78. Cavaliere R, Schiff D. Neurologic toxicities of cancer therapies. Current neurology and neuroscience reports, 2006, 6 (3): 218-226.

79. Armangue T, Leypoldt F, Malaga I, et al. Herpes simplex virus encephalitis is a trigger of brain autoimmunity. Ann Neurol, 2014, 75: 317-323.

80. Stuby J, Herren T, Schwegler Naumburger G, et al. Immune checkpoint inhibitor therapy-associated encephalitis: a case series and review of the literature. Swiss Med Wkly, 2020, 150: w20377.

81. Larkin J, Chmielowski B, Lado C D, et al. Neurologic serious adverse events associated with nivolumab plus

ipilimumab or nivolumab alone in advanced melanoma, including a case series of encephalitis. Oncologist, 2017, 22: 709-718.

82. Sechi E, Markovic S N, McKeon A, et al. Neurologic autoimmunity and immune checkpoint inhibitors: autoantibody profiles and outcomes. Neurology, 2020, 95: e2442-e2452.

83. Mann A P, Grebenciucova E, Lukas R V. Anti-N-methyl-Daspartate-receptor encephalitis: diagnosis, optimal management, and challenges. Ther Clin Risk Manag, 2014, 10: 517-525.

84. Cortese I, Cornblath D R. Therapeutic plasma exchange in neurology: 2012. J Clin Apher, 2013, 28 (1): 16-19.

85. Widdess-Walsh P, et al. Response to intravenous immunoglobulin in anti-Yo associated paraneoplastic cerebellar degeneration: case report and review of the literature. J Neurooncol, 2003, 63: 187-190.

86. Lee W J, et al. Rituximab treatment for autoimmune limbic encephalitis in an institutional cohort. Neurology,

2016，86（18）：1683-1691.

87. Thone J, et al. Effective immunosuppressant therapy with cyclophosphamide and corticosteroids in paraneoplastic cerebellar degeneration. J Neurol Sci, 2008, 272（1-2）：171-173.

88. Gwathmey K G. Sensory neuronopathies. Muscle Nerve, 2016，53（1）：8-19.

89. Stephen L. Hauser Harrison's Neurology in Clinical Medicine 3RD EDITION. McGraw-Hill Education, 2013.

90. Allan H. Ropper, Martin A. Samuels, Joshua P. Klein, et al. Adams and Victor's Principles of Neurology Eleventh Edition. McGraw-Hill Education, 2019.

91. Neufeld N J, Elnahal S M, Alvarez R H. Cancer pain：a review of epidemiology, clinical quality and value impact. Future Oncol, 2017，13：833-841.

92. Portenoy R K, Ahmed E. Cancer pain syndromes. Hematol Oncol Clin North Am, 2018，32：371-386.

93. Tye K, Engelhard H H, Slavin K V, et al. An analysis of radiation necrosis of the central nervous system treated

with bevacizumab. J Neuro-Oncol, 2014, 117: 321-327.

94. Wang Y, Pan L, Sheng X, et al. Reversal of cerebral radiation necrosis with bevacizumab treatment in 17 Chinese patients. Eur J Med Res, 2012: 23, 17 (1): 25.

95. Wang Y, Wang E, Pan L, et al. A new strategy of CyberKnife treatment system based radiosurgery followed by early use of adjuvant bevacizumab treatment for brain metastasis with extensive cerebral edema. J Neurooncol, 2014, 119: 369-376.

96. Ji J F, Ji S J, Sun R, et al.Forced running exercise attenuates hippocampal neurogenesis impairment and the neurocognitive deficits induced by whole-brain irradiation via the BDNF-mediated pathway. BiochemBioph Res Co, 2014, 443: 646-651.

97. Ji S, Tian Y, Lu Y, et al.Irradiationinduced hippocampal neurogenesis impairment is associated with epigenetie regulation of bdnf gene transcription. Brain Res, 2014, 1577: 77-88.

98. Armstrong C L, Fisher M J, Li Y, et al. Neuroplastic Response After Radiation Therapy for Pediatric Brain Tumors: A Pilot Study. Int J Radiat Oncol Biol Phys. 2016, 95 (3): 991-998.

99. Marazziti D, Piccinni A, Mucci F, et al. Ionizing radiation: brain effects and related neuropsychiatric manifestations. Probl Radiac Med Radiobiol, 2016, 21: 64-90.

100. Makale1 M T, McDonald C R, Hattangadi-Gluth J A, et al. Mechanisms of radiotherapy-associated cognitive disability in patients with brain tumours. Nat Rev Neurol, 2017, 13 (1): 52-64.

101. Pospisil P, Kazda T, Hynkova L, et al. Post-WBRT cognitive impairment and hippocampal neuronal depletion measured by in vivo metabolic MR spectroscopy: Results of prospective investigational study. Radiother Oncol, 2017, 122: 373-379.

102. Chawla S, Schell M C, Milano M T. Stereotactic body radiation for the spine: a review. American Journal of Clinical Oncology, 2013, 36 (6): 630-636.

103. Redmond K J, Lo S S, Soltys S G, et al. Consensus guidelines for postoperative stereotactic body radiation therapy for spinal metastases: results of an international survey. Journal of Neurosurgery Spine, 2016, 26 (3): 1-8.

104. Flaum N, Lorigan P, Whitfield G A, et al. Integrating radiation therapy with emerging systemic therapies: Lessons from a patient with cerebral radionecrosis, spinal cord myelopathy, and radiation pneumonitis. Pract Radiat Oncol, 2016, 6: 110-113.

105. Kim D W N, Medin P M, Timmerman R D. Emphasis on Repair, Not Just Avoidance of Injury, Facilitates Prudent Stereotactic Ablative Radiotherapy. Semin Radiat Oncol, 2017, 27 (4): 378-392.

106. Denise B, Laila K, Anca G, et al. DEGRO practical guideline for central nervous system radiation necrosis part 1: classification and a multistep approach for diagnosis. Strahlenther Onkol, 2022, 198: 873-883.

107. Denise B, Laila K, Anca G, et al. DEGRO practical guideline for central nervous system radiation necrosis

part 2：treatment. Strahlenther Onkol，2022，198：971-980.

108.Jimm G，Lawrence B M，Andrew J，et al. High Dose per Fraction，Hypofractionated Treatment Effects in the Clinic（HyTEC）：An Overview. Int J Radiation Oncol Biol Phys，2021，110：1-10.

109.DeeDee S. Radiation toxicity in the central nervous system：mechanisms and strategies for injury reduction. Semin Radiat Oncol，2017，27：3332-3339.

110.Zhuo X H，Huang X L，Yan M S，et al. Comparison between high-dose and low-dose intravenous methyl-prednisolone therapy in patients with brain necrosis after radiotherapy for nasopharyngeal carcinoma. Radiotherapy and Oncology，2019，137：16-23.

111.Zhuang H Q，Shi S Y，Yuan Z Y，et al. Bevacizumab treatment for radiation brain necrosis：mechanism，efficacy and issues. Molecular Cancer，2019，18：21.

112.Xu Y T，Rong X M，Hu W H，et al. Bevacizumab monotherapy reduces radiation-induced brain necrosis in nasopharyngeal carcinoma patients：a randomized controlled trial. Int J Radiat Oncol Biol Phys, 2018, 101: 1087-1095.

113. Li Y, Huang X L, Jiang J R, et al. Clinical variables for prediction of the therapeutic effects of bevacizumab monotherapy in nasopharyngeal carcinoma patients with radiation-induced brain necrosis. Int J Radiat Oncol Biol Phys, 2018, 100: 621-629.

114. He L, Pi Y X, Li Y, et al. Efficacy and safety of apatinib for radiation-induced brain injury among patients with head and neck cancer: an open-label, single-arm, phase 2 study. Int J Radiat Oncol Biol Phys, 2022, 113: 796-804.

115. Nicolay N H, Lopez Perez R, Debus J. Mesenchymal stem cells - A new hope for radiotherapy-induced tissue damage? Cancer Lett, 2015, 366: 133-140.

116. Shukla L, Morrison W A. Adipose-derived stem cells in radiotherapy injury: a new frontier. Front Surg, 2015, 2: 1.

117. Huang S, Wang X, Hu C, et al. Hypothalamic-pituitary-thyroid dysfunction induced by intensity-modulat-

ed radiotherapy（IMRT）for adult patients with naso-pharyngeal carcinoma. Med Oncol，2013，30（4）：710.

118. Yuen K C，Heaney A P，Popovic V. Considering GH replacement for GH-deficient adults with a previous history of cancer: a conundrum for the clinician. Endo-crine，2016，52：194-205.

119. Loprinzi C L，Lacchetti C，Bleeker J，et al. Preven-tion and Management of Chemotherapy-Induced Periph-eral Neuropathy in Survivors of Adult Cancers：ASCO Guideline Update. 2020，J Clin Oncol，38（28）：3325-3348.

120. Committee of Neoplastic Supportive-Care C a-C A，Cancer Clinical Chemotherapy Committee C a-C A.［Chinese expert consensus on the diagnosis and treat-ment of chemotherapy-induced peripheral neuropathy（2022 edition）]. Zhonghua Zhong Liu Za Zhi，2022，44（9）：928-934.

121. Was H，Borkowska A，Bagues A，et al. Mechanisms of Chemotherapy-Induced Neurotoxicity. Front Pharma-

col, 2022, 13: 750507.

122.Jordan B, Margulies A, Cardoso F, et al. Systemic anticancer therapy-induced peripheral and central neurotoxicity: ESMO-EONS-EANO Clinical Practice Guidelines for diagnosis, prevention, treatment and follow-up. Ann Oncol, 2020, 31 (10): 1306-1319.

123.Schlereth T. Guideline "diagnosis and non interventional therapy of neuropathic pain" of the German Society of Neurology (deutsche Gesellschaft fur Neurologie). Neurol Res Pract, 2020, 2: 16.

124.Freites-Martinez A, Santana N, Arias-Santiago S, et al. Using the Common Terminology Criteria for Adverse Events (CTCAE - Version 5.0) to Evaluate the Severity of Adverse Events of Anticancer Therapies. Actas Dermosifiliogr (Engl Ed), 2021, 112 (1): 90-92.

125.Desforges A D, Hebert C M, Spence A L, et al. Treatment and diagnosis of chemotherapy-induced peripheral neuropathy: An update. Biomed Pharmacother, 2022, 147: 112671.

126. Dietrich J, Han R, Yang Y, et al. CNS progenitor

cells and oligodendrocytes are targets of chemotherapeutic agents in vitro and in vivo. J Biol, 2006, 5 (7): 22.

127. Burgess J, Ferdousi M, Gosal D, et al. Chemotherapy-Induced Peripheral Neuropathy: Epidemiology, Pathomechanisms and Treatment. Oncol Ther, 2021, 9: 385-450.

128. Zajaczkowska R, Kocot-Kepska M, Leppert W, et al. Mechanisms of Chemotherapy-Induced Peripheral Neuropathy. Int J Mol Sci, 2019, 20 (6).

129. Miltenburg N C, Boogerd W. Chemotherapy-induced neuropathy: A comprehensive survey. Cancer Treat Rev, 2014, 40 (7): 872-882.

130. Addington J, Freimer M. Chemotherapy-induced peripheral neuropathy: an update on the current understanding.F1000Res, 2016, 5.

131. Starobova H, Vetter I. Pathophysiology of Chemotherapy-Induced Peripheral Neuropathy. Front Mol Neurosci, 2017, 10: 174.

132. Fukuda Y, Li Y, Segal R A. A Mechanistic Under-

standing of Axon Degeneration in Chemotherapy-Induced Peripheral Neuropathy. Front Neurosci, 2017, 11: 481.

133. Figley M D, Gu W, Nanson J D, et al. SARM1 is a metabolic sensor activated by an increased NMN/NAD (+) ratio to trigger axon degeneration. Neuron, 2021, 109 (7): 1118-1136 e1111.

134. Ibrahim E Y, Ehrlich B E. Prevention of chemotherapy-induced peripheral neuropathy: A review of recent findings. Crit Rev Oncol Hematol, 2020, 145: 102831.

135. Duggett N A, Griffiths L A, Mckenna O E, et al. Oxidative stress in the development, maintenance and resolution of paclitaxel-induced painful neuropathy. Neuroscience, 2016, 333: 13-26.

136. Fumagalli G, Monza L, Cavaletti G, et al. Neuroinflammatory Process Involved in Different Preclinical Models of Chemotherapy-Induced Peripheral Neuropathy. Front Immunol, 2020, 11: 626687.

137. Staff N P, Cavaletti G, Islam B, et al. Platinum-in-

duced peripheral neurotoxicity: From pathogenesis to treatment. J Peripher Nerv Syst, 2019, 24 Suppl 2: S26-S39.

138.Salat K. Chemotherapy-induced peripheral neuropathy-part 2: focus on the prevention of oxaliplatin-induced neurotoxicity. Pharmacol Rep, 2020, 72 (3): 508-527.

139.Beijers A J, Mols F, Tjan-Heijnen V C, et al. Peripheral neuropathy in colorectal cancer survivors: the influence of oxaliplatin administration. Results from the population-based PROFILES registry. Acta Oncol, 2015, 54 (4): 463-469.

140.Hershman D L, Lacchetti C, Loprinzi C L. Prevention and Management of Chemotherapy-Induced Peripheral Neuropathy in Survivors of Adult Cancers: American Society of Clinical Oncology Clinical Practice Guideline Summary.J Oncol Pract, 2014, 10 (6): e421-e424.

141.Beijers A J, Mols F, Vreugdenhil G. A systematic review on chronic oxaliplatin-induced peripheral neuropathy and the relation with oxaliplatin administration.

Support Care Cancer，2014，22（7）：1999-2007.

142.Mols F，Beijers T，Lemmens V，et al. Chemotherapy-induced neuropathy and its association with quality of life among 2- to 11-year colorectal cancer survivors：results from the population-based PROFILES registry. J Clin Oncol，2013，31（21）：2699-2707.

143.Cavaletti G，Cornblath D R，Merkies I S J，et al. The chemotherapy-induced peripheral neuropathy outcome measures standardization study：from consensus to the first validity and reliability findings.Ann Oncol，2013，24：454-462.

144.Zhi W I，Chen P，Kwon A，et al. Chemotherapy-induced peripheral neuropathy（CIPN）in breast cancer survivors：a comparison of patient-reported outcomes and quantitative sensory testing. Breast Cancer Res Treat，2019，178（3）：587-595.

145.Ferguson R J，Mcdonald B C，Rocque M A，et al. Development of CBT for chemotherapy-related cognitive change：results of a waitlist control trial. Psychooncology，2012，21：176-186.

146.Kesler S, Hadi Hosseini S M, Heckler C, et al. Cognitive training for improving executive function in chemotherapy-treated breast cancer survivors. Clin Breast Cancer, 2013, 13（4）: 299-306.

147.Henneghan A M, Harrison T. Complementary and alternative medicine therapies as symptom management strategies for the late effects of breast cancer treatment. J Holist Nurs, 2015, 33（1）: 84-97.

148.Vance D E, Frank J S, Bail J, et al. Interventions for Cognitive Deficits in Breast Cancer Survivors Treated With Chemotherapy. Cancer Nurs, 2017, 40（1）: E11-E27.

149.Zeng Y, Dong J, Huang M, et al. Nonpharmacological interventions for cancer-related cognitive impairment in adult cancer patients: A network meta-analysis. Int J Nurs Stud, 2020, 104: 103514.

150.How J, Blattner M, Fowler S, et al. Chemotherapy-associated Posterior Reversible Encephalopathy Syndrome: A Case Report and Review of the Literature. Neurologist, 2016, 21（6）: 112-117.

151. Akiyama K, Kume T, Fukaya M, et al. Comparison of levetiracetam with phenytoin for the prevention of intravenous busulfan-induced seizures in hematopoietic cell transplantation recipients. Cancer Chemother Pharmacol, 2018, 82（4）: 717-721.

152. Oberste M, Schaffrath N, Schmidt K, et al. Protocol for the "Chemobrain in Motion - study"（CIM - study）: a randomized placebo-controlled trial of the impact of a high-intensity interval endurance training on cancer related cognitive impairments in women with breast cancer receiving first-line chemotherapy. BMC Cancer, 2018, 18（1）: 1071.

153. Derry H M, Jaremka L M, Bennett J M, et al. Yoga and self-reported cognitive problems in breast cancer survivors: a randomized controlled trial. Psychooncology, 2015, 24（8）: 958-966.

154. Lv L, Mao S, Dong H, et al. Pathogenesis, Assessments, and Management of Chemotherapy-Related Cognitive Impairment（CRCI）: An Updated Literature Review. J Oncol, 2020, 2020: 3942439.

155. Dos Santos M, Hardy-Leger I, Rigal O, et al. Cognitive rehabilitation program to improve cognition of cancer patients treated with chemotherapy: A 3-arm randomized trial. Cancer, 2020, 126 (24): 5328-5336.

156. Kucherer S, Ferguson R J. Cognitive behavioral therapy for cancer-related cognitive dysfunction. Curr Opin Support Palliat Care, 2017, 11 (1): 46-51.

157. Orchard T S, Gaudier-Diaz M M, Weinhold K R, et al. Clearing the fog: a review of the effects of dietary omega-3 fatty acids and added sugars on chemotherapy-induced cognitive deficits. Breast Cancer Res Treat, 2017, 161 (3): 391-398.

158. Zuniga K E, Moran N E. Low Serum Carotenoids Are Associated with Self-Reported Cognitive Dysfunction and Inflammatory Markers in Breast Cancer Survivors. Nutrients, 2018, 10 (8).

159. Lee E Q, Arrillaga-Romany I C, Wen P Y. Neurologic complications of cancer drug therapies. Continuum (Minneap Minn), 2012, 18: 355-365.

160. Salehifar E, Janbabaei G, Hendouei N, et al. Compar-

ison of the Efficacy and Safety of Pregabalin and Dulox-
etine in Taxane-Induced Sensory Neuropathy: A Ran-
domized Controlled Trial. Clin Drug Investig, 2020,
40 (3): 249-257.

161. Anand P, Elsafa E, Privitera R, et al. Rational treat-
ment of chemotherapy-induced peripheral neuropathy
with capsaicin 8% patch: from pain relief towards dis-
ease modification. J Pain Res, 2019, 12: 2039-
2052.

162. Maihofner C, Heskamp M L. Prospective, non-inter-
ventional study on the tolerability and analgesic effec-
tiveness over 12 weeks after a single application of cap-
saicin 8% cutaneous patch in 1044 patients with periph-
eral neuropathic pain: first results of the QUEPP
study. Curr Med Res Opin, 2013, 29 (6): 673-683.

163. Filipczak-Bryniarska I, Krzyzewski R M, Kucharz J,
et al. High-dose 8% capsaicin patch in treatment of
chemotherapy-induced peripheral neuropathy: single-
center experience. Med Oncol, 2017, 34 (9): 162.

164. Fallon M T, Storey D J, Krishan A, et al. Cancer

treatment-related neuropathic pain: proof of concept study with menthol——a TRPM8 agonist. Support Care Cancer, 2015, 23 (9): 2769-2777.

165. Molassiotis A, Suen L K P, Cheng H L, et al. A Randomized Assessor-Blinded Wait-List-Controlled Trial to Assess the Effectiveness of Acupuncture in the Management of Chemotherapy-Induced Peripheral Neuropathy. Integrative Cancer Therapies, 2019, 18.

166. Lu W, Giobbie-Hurder A, Freedman R A, et al. Acupuncture for Chemotherapy -Induced Peripheral Neuropathy in Breast Cancer Survivors: A Randomized Controlled Pilot Trial. Oncologist, 2020, 25 (4): 310-318.

167. D'alessandro E G, Nebuloni Nagy D R, De Brito C M M, et al. Acupuncture for chemotherapy-induced peripheral neuropathy: a randomised controlled pilot study. BMJ Support Palliat Care, 2022, 12 (1): 64-72.

168. Rostock M, Jaroslawski K, Guethlin C, et al. Chemotherapy-Induced Peripheral Neuropathy in Cancer Pa-

tients: A Four-Arm Randomized Trial on the Effectiveness of Electroacupuncture. Evidence-based complementary and alternative medicine: eCAM, 2013 (16).

169.Han X, Wang L, Shi H, et al. Acupuncture combined with methylcobalamin for the treatment of chemotherapy-induced peripheral neuropathy in patients with multiple myeloma. BMC Cancer, 2017, 17 (1): 40.

170.Dhawan S, Andrews R, Kumar L, et al. A Randomized Controlled Trial to Assess the Effectiveness of Muscle Strengthening and Balancing Exercises on Chemotherapy-Induced Peripheral Neuropathic Pain and Quality of Life Among Cancer Patients. Cancer Nurs, 2020, 43 (4): 269-280.

171.Su Y, Huang J, Wang S, et al. The Effects of Ganglioside-Monosialic Acid in Taxane-Induced Peripheral Neurotoxicity in Patients with Breast Cancer: A Randomized Trial. J Natl Cancer Inst, 2020, 112 (1): 55-62.

172.Greenlee H, Crew K D, Capodice J, et al. Randomized sham-controlled pilot trial of weekly electro-acupuncture for the prevention of taxane-induced peripheral neuropathy in women with early stage breast cancer. Breast Cancer Res Treat, 2016, 156（3）: 453-464.

173.Ruddy K J, Le-Rademacher J, Lacouture M E, et al. Randomized controlled trial of cryotherapy to prevent paclitaxel-induced peripheral neuropathy（RU221511 1I）; an ACCRU trial.Breast, 2019, 48: 89-97.

174.Mccarthy A L, Shaban R Z, Gillespie K, et al. Cryotherapy for docetaxel-induced hand and nail toxicity: randomised control trial. Support Care Cancer, 2014, 22（5）: 1375-1383.

175.Hanai A, Ishiguro H, Sozu T, et al. Effects of Cryotherapy on Objective and Subjective Symptoms of Paclitaxel-Induced Neuropathy: Prospective Self-Controlled Trial. J Natl Cancer Inst, 2018, 110: 141-148.

176.Beijers A J M, Bonhof C S, Mols F, et al. Multicenter randomized controlled trial to evaluate the efficacy and tolerability of frozen gloves for the prevention of chemotherapy-induced peripheral neuropathy. Ann Oncol, 2020, 31（1）: 131-136.

177. Griffiths C, Kwon N, Beaumont J L, et al. Cold therapy to prevent paclitaxel-induced peripheral neuropathy. Support Care Cancer, 2018, 26（10）: 3461-3469.

178. Sundar R, Bandla A, Tan S S, et al. Limb Hypothermia for Preventing Paclitaxel-Induced Peripheral Neuropathy in Breast Cancer Patients: A Pilot Study. Front Oncol, 2016, 6: 274.

179. Bandla A, Tan S, Kumarakulasinghe N B, et al. Safety and tolerability of cryocompression as a method of enhanced limb hypothermia to reduce taxane-induced peripheral neuropathy. Support Care Cancer, 2020, 28（8）: 3691-3699.

180. Kleckner I R, Kamen C, Gewandter J S, et al. Effects of exercise during chemotherapy on chemotherapy-induced peripheral neuropathy: a multicenter, randomized controlled trial. Support Care Cancer, 2018, 26（4）: 1019-1028.

181. Sundar R B A, Tan S. Cryocompression for enhanced

limb hypothermia in preventing paclitaxel-induced peripheral neuropathy. J Clin Oncol, 2018, 36.

182. Tsuyuki S, Senda N, Kanng Y, et al. Evaluation of the effect of compression therapy using surgical gloves on nanoparticle albumin-bound paclitaxel-induced peripheral neuropathy: a phase II multicenter study by the Kamigata Breast Cancer Study Group. Breast Cancer Res Treat, 2016, 160（1）: 61-67.

183. Kanbayashi Y, Sakaguchi K, Ishikawa T, et al. Comparison of the efficacy of cryotherapy and compression therapy for preventing nanoparticle albumin-bound paclitaxel-induced peripheral neuropathy: A prospective self-controlled trial. Breast, 2020, 49: 219-224.

184. Zhu Y, Yang J, Jiao S, et al. Ganglioside-monosialic acid（GM1）prevents oxaliplatin-induced peripheral neurotoxicity in patients with gastrointestinal tumors. World J Surg Oncol, 2013, 11: 19.

185. Vilario N, Bruna J, Kalofonou F, et al. Immune-Driven Pathogenesis of Neurotoxicity after Exposure of Cancer Patients to Immune Checkpoint Inhibitors. Interna-

tional Journal of Molecular Sciences, 21（16）.

186. Duong S L, Barbiero F J, Nowak R J, et al. Neurotoxicities associated with immune checkpoint inhibitor therapy. J Neurooncol, 2021, 152（2）: 265-277.

187. Wesley S F, Haggiagi A, Thakur K T, et al. Neurological Immunotoxicity from Cancer Treatment. Int J Mol Sci, 2021, 22（13）: 6716.

188. Seet R C, Rabinstein A A. Clinical features and outcomes of posterior reversible encephalopathy syndrome following bevacizumab treatment. QJM: monthly journal of the Association of Physicians, 2012, 105（1）: 69-75.

189. Zuo P Y, Chen X L, Liu Y W, et al. Increased Risk of Cerebrovascular Events in Patients with Cancer Treated with Bevacizumab: A Meta-Analysis. Plos One, 2014, 9.

190. Mariotto S, et al. Clinical and neurophysiological serial assessments of brentuximab vedotin-associated peripheral neuropathy. Leukemia & lymphoma, 2019, 60（11）: 2806-2809.

191. Velasco R, Domingo-Domenech E, Sureda A. Bren-tuximab-Induced Peripheral Neurotoxicity: A Multi-disciplinary Approach to Manage an Emerging Challenge in Hodgkin Lymphoma Therapy. Cancers, 2021, 13 (23).

192. Maritaz C, Metz C, Baba-Hamed N, et al. Cetux-imab-induced aseptic meningitis: case report and review of a rare adverse event. Bmc Cancer, 2016, 16 (1): 1-5.

193. Rohrer C L, Grullon Z, George S K, et al. A case of aseptic meningitis in a cetuximab-experienced patient with metastatic colon cancer. Journal of oncology pharmacy practice: official publication of the International Society of Oncology Pharmacy Practitioners, 2018, 24 (8): 632-633.

194. Stein A S, et al. Neurologic adverse events in patients with relapsed / refractory acute lymphoblastic leukemia treated with blinatumomab: management and mitigating factors. Annals of hematology, 2019, 98 (1): 159-167.

195. Klinger M，et al. Adhesion of T Cells to Endothelial Cells Facilitates Blinatumomab-Associated Neurologic Adverse Events. Cancer research，2020，80（1）：91-101.

196. Vogrig A，Muñiz-Castrillo S，Farina A，et al.How to diagnose and manage neurological toxicities of immune checkpoint inhibitors：an update. Journal of neurology，2022，269（3）：1701-1714.

197. Schneider B J，et al. Management of Immune-Related Adverse Events in Patients Treated With Immune Checkpoint Inhibitor Therapy：ASCO Guideline Update. Journal of clinical oncology：official journal of the American Society of Clinical Oncology，2021，39（36）：4073-4126.

198. Papageorgiou G I，et al. Central neurotoxicity induced by trastuzumab emtansine（T-DM1）：a case report. Anti-cancer drugs，2021，32（10）：1146-1149.

199. Ploessl C，Pan A，Maples K T，Lowe D K. Dinutuximab：An Anti-GD2 Monoclonal Antibody for High-Risk Neuroblastoma. The Annals of pharmacotherapy，

2016, 50（5）: 416-422.

200. Mody R, et al. Irinotecan-temozolomide with temsirolimus or dinutuximab in children with refractory or relapsed neuroblastoma（COG ANBL1221）: an open-label, randomised, phase 2 trial. The Lancet. Oncology, 2017, 18（7）: 946-957.

201. Ozkaynak M F, Gilman A L, London W B, et al. A Comprehensive Safety Trial of Chimeric Antibody 14.18 With GM-CSF, IL-2, and Isotretinoin in High-Risk Neuroblastoma Patients Following Myeloablative Therapy: Children's Oncology Group Study ANBL0931. Front Immunol, 2018, 9: 1355.

202. Keyel M E, Reynolds C P. Spotlight on dinutuximab in the treatment of high-risk neuroblastoma: development and place in therapy. Biologics, 2018, 13: 1-12.

203. Mastrangelo S, Rivetti S, Triarico S, et al. Mechanisms, Characteristics, and Treatment of Neuropathic Pain and Peripheral Neuropathy Associated with Dinutuximab in Neuroblastoma Patients. Int J Mol Sci,

2021, 22 (23): 12648.

204. Corbin Z A, et al. Characterization of the peripheral neuropathy associated with brentuximab vedotin treatment of Mycosis Fungoides and Sézary Syndrome. Journal of neuro-oncology, 2017, 132 (3): 439-446.

205. Lu D, et al. Time-to-Event Analysis of Polatuzumab Vedotin-Induced Peripheral Neuropathy to Assist in the Comparison of Clinical Dosing Regimens. CPT: pharmacometrics & systems pharmacology, 2017, 6 (6): 401-408.

206. Rosenberg J E, et al. Pivotal Trial of Enfortumab Vedotin in Urothelial Carcinoma After Platinum and Anti-Programmed Death 1/Programmed Death Ligand 1 Therapy. Journal of clinical oncology: official journal of the American Society of Clinical Oncology, 2019, 37 (29): 2592-2600.

207. Rosenberg J, et al. EV-101: A Phase I Study of Single-Agent Enfortumab Vedotin in Patients With Nectin-4-Positive Solid Tumors, Including Metastatic Urothelial Carcinoma. Journal of clinical oncology: offi-

cial journal of the American Society of Clinical Oncology, 2020, 38 (10): 1041-1049.

208. Wong R L, Yu E Y. Enfortumab vedotin in the treatment of urothelial cancers and beyond. Future oncology (London, England), 2022, 18 (27): 3067-3084.

209. Chen X, Haggiagi A, Tzatha E, et al. Electrophysiological findings in immune checkpoint inhibitor-related peripheral neuropathy. Clinical neurophysiology: official journal of the International Federation of Clinical Neurophysiology, 2019, 130 (8): 1440-1445.

210. Fargeot G, et al. Brentuximab vedotin treatment associated with acute and chronic inflammatory demyelinating polyradiculoneuropathies. Journal of neurology, neurosurgery, and psychiatry, 2020, 91 (7): 786-788.

211. Dubey D, et al. Varied phenotypes and management of immune checkpoint inhibitor-associated neuropathies. Neurology, 2019, 93 (11): e1093-e1103.

212. Marini A, et al. Neurologic Adverse Events of Immune Checkpoint Inhibitors: A Systematic Review. Neurology, 2021, 96 (16): 754-766.

213. Higuchi O，Hamuro J，Motomura M，Yamanashi Y.
     Autoantibodies to low-density lipoprotein receptor-re-
     lated protein 4 in myasthenia gravis. Annals of neurolo-
     gy，2011，69：418-422.

214. Suzuki S，et al. Nivolumab-related myasthenia gravis
     with myositis and myocarditis in Japan. Neurology，
     2017，89（11）：1127-1134.

215. Takamatsu K，et al. Immune checkpoint inhibitors in
     the onset of myasthenia gravis with hyperCKemia. An-
     nals of clinical and translational neurology，2018，5
     （11）：1421-1427.

216. Guidon A C. Lambert-Eaton Myasthenic Syndrome，
     Botulism，and Immune Checkpoint Inhibitor-Related
     Myasthenia Gravis. Continuum（Minneapolis，Minn.），
     2019，25（6）：1785-1806.

217. Nora，Mhn，Gernot，et al. Neurological Immune Re-
     lated Adverse Events Associated with Nivolumab，Ipili-
     mumab，and Pembrolizumab Therapy-Review of the
     Literature and Future Outlook. Journal of clinical medi-
     cine，8（11）：1777.

218. Pinal-Fernandez I, et al. Longitudinal Course of Disease in a Large Cohort of Myositis Patients With Autoantibodies Recognizing the Signal Recognition Particle. Arthritis care & research, 2017, 69: 263-270.

219. Shah M, Tayar J H, Abdel-Wahab N, et al. Myositis as an adverse event of immune checkpoint blockade for cancer therapy. Seminars in arthritis and rheumatism, 2019, 48 (4): 736-740.

220. Kaneda H, Okamoto I, Satoh T, et al. Reversible posterior leukoencephalopathy syndrome and trastuzumab. Investigational new drugs, 2012, 30 (4): 1766-1767.

221. Ladwa R, Peters G, Bigby K, et al. Posterior Reversible Encephalopathy Syndrome in Early-Stage Breast Cancer. The breast journal, 2015, 21 (6): 674-677.

222. Abughanimeh O, Abu Ghanimeh M, Qasrawi A, et al. Trastuzumab-associated Posterior Reversible Encephalopathy Syndrome. Cureus, 2018, 10 (5): e2686.

223. Mavragani C P, et al. A case of reversible posterior leu-

coencephalopathy syndrome after rituximab infusion. Rheumatology（Oxford，England），2004，43（11）：1450-1451.

224.Mizutani M，et al. Development of syndrome of inappropriate secretion of ADH and reversible posterior leukoencephalopathy during initial rituximab-CHOP therapy in a patient with diffuse large B-cell lymphoma. [Rinsho ketsueki] The Japanese journal of clinical hematology，2013，54（3）：269-272.

225.Mustafa K N，Qasem U，Al-Ryalat N T，et al. Rituximab-associated posterior reversible encephalopathy syndrome. International journal of rheumatic diseases，2019，22（1）：160-165.

226. Nannini S，et al. Immune-related aseptic meningitis and strategies to manage immune checkpoint inhibitor therapy：a systematic review. Journal of neuro-oncology，2022，157（3）：533-550.

227.Barcikowski J，Fitzgerald M P，Jaffe A M，et al. Poster 463 Unexpected Transverse Myelitis after Dinutuximab Therapy for Relapsed Neuroblastoma：A Case Report. PM & R: the journal of injury, function, and rehabilitation, 2016, 8 (9s): S311.

228. Ding Y Y, et al. Transverse myelitis as an unexpected complication following treatment with dinutuximab in pediatric patients with high-risk neuroblastoma: A case series. Pediatric blood & cancer, 2018, 65 (1).

229. Norris L B, Georgantopoulos P, Rao G A, et al.Association between rituximab use and progressive multifocal leukoencephalopathy among non-HIV, non-Hodgkin lymphoma Veteran's Administration patients. Journal of Clinical Oncology, 2014, 32 (15_suppl): e19540-e19540.

230. Norris L B, Georgantopoulos P, Rao G A, et al.Rituximab is associated with increased risk of Progressive Multifocal Leukoencephalopathy developing among non-HIV-infected Veterans with Chronic Lymphocytic Leukemia. Journal of Clinical Oncology, 2015, 33 (15_suppl): e18033-e18033.

231. Raisch D W, Rafi J A, Chen C, et al. Detection of cases of progressive multifocal leukoencephalopathy as-

sociated with new biologicals and targeted cancer thera-pies from the FDA's adverse event reporting system. Expert opinion on drug safety, 2016, 15 (8): 1003-1011.

232.Bohra C, Sokol L, Dalia S. Progressive Multifocal Leukoencephalopathy and Monoclonal Antibodies: A Review. Cancer control: journal of the Moffitt Cancer Center, 2017, 24 (4): 1073274817729901.

233.Focosi D, Tuccori M, Maggi F. Progressive multifocal leukoencephalopathy and anti-CD20 monoclonal antibodies: What do we know after 20 years of rituximab. Reviews in medical virology, 2019, 29 (6): e2077.

234.Ryder M, Callahan M, Postow M A, et al.Endocrine-related adverse events following ipilimumab in patients with advanced melanoma: a comprehensive retrospective review from a single institution. Endocrine-related cancer, 2014, 21: 371-381.

235. Albarel F, et al. Long-term follow-up of ipilimumab-induced hypophysitis, a common adverse event of the anti-CTLA-4 antibody in melanoma. European journal

of endocrinology, 2015, 172: 195-204.

236. Bertrand A, Kostine M, Barnetche T, et al. Immune related adverse events associated with anti-CTLA-4 antibodies: systematic review and meta – analysis. BMC Med, 2015, 13: 211.

237. Min L, et al. Systemic high-dose corticosteroid treatment does not improve the outcome of ipilimumab-related hypophysitis: a retrospective cohort study. Clinical cancer research: an official journal of the American Association for Cancer Research, 2015, 21 (4): 749-755.

238. Bossart S, et al. Case Report: Encephalitis, with Brainstem Involvement, Following Checkpoint Inhibitor Therapy in Metastatic Melanoma. The oncologist, 2017, 22 (6): 749-753.

239. Zurko J, Mehta A. Association of Immune-Mediated Cerebellitis With Immune Checkpoint Inhibitor Therapy. Mayo Clinic proceedings. Innovations, quality & outcomes, 2018, 2 (1): 74-77.

240. Johnson D B, et al. Neurologic toxicity associated with

immune checkpoint inhibitors: a pharmacovigilance study. Journal for immunotherapy of cancer, 2019, 7 (1): 134.

241. Manson G, et al. Worsening and newly diagnosed paraneoplastic syndromes following anti-PD-1 or anti-PD-L1 immunotherapies, a descriptive study. Journal for immunotherapy of cancer, 2019, 7 (1): 337.

242. Vogrig A, et al. Cranial Nerve Disorders Associated With Immune Checkpoint Inhibitors. Neurology, 2021, 96 (6): e866-e875.

243. Chao S T, Dad L K, Dawson L A, et al. ACR-ASTRO Practice Parameter for the Performance of Stereotactic Body Radiation Therapy. American journal of clinical oncology, 2020, 43 (8): 545-552.

244. Gyurkocza B, Sandmaier B M. Conditioning regimens for hematopoietic cell transplantation: One size does not fit all. Blood, 2014, 124 (3): 344-353.

245. Dowling M R, Li S, Dey B R, et al. Neurologic complications after allogeneic hematopoietic stem cell transplantation: Risk factors and impact. Bone Marrow

Transplant, 2018, 53: 199-206.

246. Schmidt-Hieber M, Silling G, Schalk E, et al. CNS infections in patients with hematological disorders (including allogeneic stem-cell transplantation) -Guidelines of the Infectious Diseases Working Party (AGIHO) of the German Society of Hematology and Medical Oncology (DGHO). Annals of oncology: official journal of the European Society for Medical Oncology, 2016, 27 (7): 1207-1225.

247. Shannon Fortin Ensign, Alyx B. Porter. Chapter 33 - Neurological complications of steroids and of supportive care. In: Herbert B. Newton, Mark G. Malkin, editors. Neurological Complications of Systemic Cancer and Antineoplastic Therapy (Second Edition): Academic Press, 2022: 553-561.

248. Battle D E. Diagnostic and Statistical Manual of Mental Disorders (DSM). Codas, 2013, 25: 191-192.

249. Ruark J, et al. Patient-Reported Neuropsychiatric Outcomes of Long-Term Survivors after Chimeric Antigen Receptor T Cell Therapy. Biol Blood Marrow Trans-

plant，2020，26（1）：34-43.

250.Titov A，et al.The biological basis and clinical symptoms of CAR -T therapy-associated toxicites. Cell Death Dis，2018，9（9）：897.

251.Loughan A R，et al.Death-related distress in adult primary brain tumor patients. Neurooncol Pract，2020，7（5）：498-506.

252.Tibbs M D，et al.Longitudinal Analysis of Depression and Anxiety Symptoms as Independent Predictors of Neurocognitive Function in Primary Brain Tumor Patients. Int J Radiat Oncol Biol Phys，2020，108（5）：1229-1239.

253.Wachen J S，et al.Cancer-related PTSD symptoms in a veteran sample：association with age，combat PTSD，and quality of life. Psychooncology，2014，23（8）：921-927.

254.Zaorsky N G，et al.Suicide among cancer patients. Nat Commun，2019，10（1）：207.

255.Gehring K，et al.A randomized trial on the efficacy of methylphenidate and modafinil for improving cognitive functioning and symptoms in patients with a primary brain tumor. J Neurooncol, 2012, 107 (1): 165-174.

256.Shaw E G, et al.Phase II study of donepezil in irradiated brain tumor patients: effect on cognitive function, mood, and quality of life. J Clin Oncol, 2006, 24 (9): 1415-1420.

257.Rapp S R, et al.Donepezil for Irradiated Brain Tumor Survivors: A Phase III Randomized Placebo-Controlled Clinical Trial. J Clin Oncol, 2015, 33 (15): 1653-1659.

258.Brown P D, et al.Memantine for the prevention of cognitive dysfunction in patients receiving whole-brain radiotherapy: a randomized, double-blind, placebo-controlled trial. Neuro Oncol, 2013, 15 (10): 1429-1437.

259.M I J-K, et al.Prevalence of symptoms in glioma patients throughout the disease trajectory: a systematic review. J Neurooncol, 2018, 140 (3): 485-496.

260.Allen D.Dronabinol Therapy: Central Nervous System Adverse Events in Adults With Primary Brain Tumors.

Clin J Oncol Nurs, 2019, 23 (1): 23-26.

261. Puetz T W, M P Herring. Differential effects of exercise on cancer-related fatigue during and following treatment: a meta-analysis. Am J Prev Med, 2012, 43: e1-24.

262. Armstrong T S, et al. Sleep-wake disturbance in patients with brain tumors. Neuro Oncol, 2017, 19 (3): 323-335.

263. Garland S N, et al. Mindfulness-based stress reduction compared with cognitive behavioral therapy for the treatment of insomnia comorbid with cancer: a randomized, partially blinded, noninferiority trial. J Clin Oncol, 2014, 32 (5): 449-457.

264. Khan F, et al. Effectiveness of integrated multidisciplinary rehabilitation in primary brain cancer survivors in an Australian community cohort: a controlled clinical trial. J Rehabil Med, 2014, 46 (8): 754-760.

265. Mulville A K, N N Widick, N S Makani. Timely Referral to Hospice Care for Oncology Patients: A Retrospective Review. Am J Hosp Palliat Care, 2019, 36 (6): 466-471.